张耕铭 著

伤寒耕读录 ·贰·

性命双修，医路霹雳精诚

中国中医药出版社
·北京·

图书在版编目（CIP）数据

伤寒耕读录 . 贰，性命双修，医路霹雳精诚 / 张耕铭
著 . —北京：中国中医药出版社，2020.7
ISBN 978-7-5132-6152-4

Ⅰ . ①伤… Ⅱ . ①张… Ⅲ . ①《伤寒论》—研究
Ⅳ . ① R222.29

中国版本图书馆 CIP 数据核字（2020）第 038257 号

中国中医药出版社出版

北京经济技术开发区科创十三街 31 号院二区 8 号楼
邮政编码　100176
传真　010-64405750
山东临沂新华印刷物流集团有限责任公司印刷
各地新华书店经销

开本 880×1230　1/32　印张 8.5　字数 189 千字
2020 年 7 月第 1 版　2020 年 7 月第 1 次印刷
书号　ISBN 978 – 7 – 5132 – 6152 – 4

定价　49.00 元
网址　www.cptcm.com

社 长 热 线　010-64405720
购 书 热 线　010-89535836
维 权 打 假　010-64405753

微信服务号　zgzyycbs
微商城网址　https://kdt.im/LIdUGr
官方微博　http://e.weibo.com/cptcm
天猫旗舰店网址　https://zgzyycbs.tmall.com

如有印装质量问题请与本社出版部联系（010-64405510）

一笑抛经高卧稳，
龙归沧海虎归山。
　　　　——南怀瑾

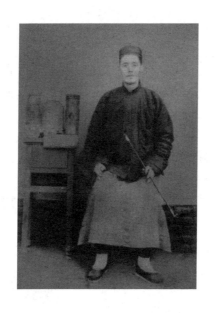

　　张兆亨（1865—1957），字锡汉，恒德堂主人，晚清招邑名医（本书作者之高祖父）。少年丧母，励志图强，博学经书，精通易理，十八从授私塾育人，二十遂致于医道（前往关东学医）。此生行医近七十年，誉盖四乡，为人谦逊和蔼，众称老先生以尊耳，对待患者无贫富贵贱之分，谨慎为业，医术精湛，救死扶伤无算，广植功德福田。

晚清社会秩序动荡繁乱，迫于职业需要，高祖父晚上从不插门，却从未遭遇盗窃，反于冥冥之中常获无名之报答。可惜他的医书医案在"文革"时都被烧了，剩下的一套精装小书也被我姑姑拿到书房跟老师换书本了，留给后人的，除了一本《张氏宗谱》和用过的文房四宝，与医学有关的只有一张临终前写给奶奶的药方……百年之前曾经有个古朴沧桑的恒德堂；百年之后，任重道远……

代序　归来后，仍是中医复兴时

吾十七岁始，志于中医，自中专读至硕士，南北驱驰，上下求索，于今亦有一十七载。伤寒之法，乃中医师之必然，吾晨诵暮记，数载功夫，于今亦似通非通，似明不明，如此切肤之痛，愧赧之憾，深藏胸膺！

中医之不兴久矣！每睹无才之辈、庸碌之人混迹医界，时下中医之术有"骗子"之谓，是何缘由？怪当今居世之士，皆不深诘往圣遗法，以演所知。往昔诸圣贤之明法，混为臆测！

去岁，幸识张子耕铭，观其所释《伤寒论》之言，论伤寒之语，每有深达仲景之源，活演六经之气概，破立并就，读之于心深有戚戚焉！巧施临床，所治之病，多是深陷膏肓、生死垂危之大病重疾，为吾人所不及也！心悦诚服，以师礼谒见之。咦，翩然少年矣！

佛经云：龙女八岁成佛。卫霍皆少年建功，少俊英才，乃承前革新之必然。欣闻张子之学术菁华——《伤寒耕读录》欲付梨枣，其必将能彰昭仲圣之学。吾等勤而习之，光大仲景遗法，乃吾辈之责，亦是终生之福。

仲景门人　安喜医

自　序

　　一直想做出一本集子，一本灵动而又不失深刻的集子，为的是给自己的学医生涯用心勾勒出一幅大写意，权当作是自己的"向日葵"吧。老师曾经暗示过我——我可能会因此而成为目前伤寒学术史上最年轻的注家，我不知道这是不是件好事，但心中由此而生的惶恐与迷茫至今却依旧存在。

　　我也是一名中医大学生，深知同学们喜欢咂摸一些比较"高深莫测"而又不失实用的东西，喜欢入手大气实在的东西，比较偏基础的与理论性的东西可能不会接触太多。很多同学之所以读不进去，并不是因为晦涩难懂，而是因为不实用，再就是理论重复性太强，免不了老生常谈。但这也会出现一个问题——忽视基本功，专门打高空。

　　所以，我一直在迫切地想求得一部书，什么书？基本功和"武林秘籍"相互贯穿融合的一部书，医、人、事、世本常态，一加一加一却大于四的书，这样才不会飘，不会楞唧儿，一双大脚踩得扎实，一双慧眼看得高妙。

　　《伤寒亦婆婆》凝聚了我反复研读《伤寒论》的全部心血，其中融汇了好多滋味，可谓五味杂陈，其中不仅有临证读书的收获与教训，也有中医文海中的灵犀与糟粕，当然还有不可揣摩洞见的复杂人心，我都如实地以文字回忆与交流探讨的形式记录在这部书里，为的是升华理论，回馈临床。医学之工，容不得半点儿作秀，书品即人品，也是耕铭修行之路上的如实记录。

《伤寒亦婆婆》这部大部头多达 52 万字，这在学术性著作中俨然不是块好啃的骨头，在如今流量消费的时代，一部书最理想的编排体系是浓缩与裁减，人们喜欢结果和答案，并不注重分析与思辨的过程。深感目前绝大多数学术专著，其实还是很难让读者学会作者 60% 的体系，有时候作者著述的理想是丰满的，但读者精神消费的现实却是骨感的。所以，曾经有许多人建议我将原书裁开，分成几个专题出版，我也不是没想过。

思来想去，有一天我在临摹《赤壁赋》，这些交相辉映的奇特文字与作者构思的神气着实令我心旷神怡，方才明白《伤寒论》这种编排体系的必然特殊性，其实和叶桂的《温热论》一样，本为口述之书，行文构架极为灵活，其中又"隐秘性"地穿插了作者平素多年的临床举枚与总结，不当死读，亦不可强分强断。真正阅读此书应充分发挥读者和学生的主观能动性，而不是像大学里照念 PPT 一样，如此方能与仲景达成临床教学之互动。

另外，《伤寒论》之所以称为"论"，说明其本身具有高度的灵活性和整合性，如此把它像《内经》一样分专题分类目地研究就容易出现临床衔接的断裂，而且很难重新发现缺裂的不足之处。

想想高考复习选择备考资料时都比较喜欢综合性强且避免"绪论""讲义"式的复习资料，尤其是理科综合能力测试，研究一整套高考原题试卷是我们老师喜用的方式。我想这就好比学医不仅学的是套路和体系，行家出手最后相差的实际上是眼界和心力，这就好比《老中医》中的翁泉海和赵闵堂一样。而高考考场中的绝对优势并不是知识储备，而是对于整张试卷的把握力和对题目关键切入点的判断力，这种能力也是仲景一直在《伤寒论》中暗示给我们的。试想，全篇熟记《伤寒论》，教材题库反复做，跟诊抄方不缺勤，可到了临证时往往还是抓瞎，回头看很多名家医案都很明白，但就是自己创造不出来。这也是我们现在很多中医人思维上的缺陷——书读得越多，知道得越多，临床上却离仲景越远。

鉴于此，我放下了对《伤寒亦婆娑》的"解剖刀"，因为扪心自问——我的根和魂离不了《伤寒论》原文的讲解。倘若真拆了，对于读者而言不仅读得不尽兴，而且于我而言也已经违背了我做精品的初心——升华理论，回馈临床。为此，我专门请教了公众号"伤寒亦婆娑"的小编们，尝试采用了之前订阅号连载文章的形式，将晦涩难懂而又繁杂的398条全文讲解提炼摘录成数则短小精悍并带有个人特色的随笔，附之以新颖鲜活的标题，撰成了这部自认为比较简约大气的《伤寒耕读录》。

整部书能得以顺利出版离不开一位重要人物——中国中医药出版社的策划编辑张钢钢老师，一位已经退休却仍保有一颗赤子之心的中医传播者，在与他的微信交谈中，我隐约感受到了他异于常人的特殊气质，也恰如他的微信头像一般——少有的冒险家精神与浪漫主义色彩兼具的"小王子"气质，而与他在玄武湖面对面长谈后也充分印证了我的这一感觉。钢钢老师曾经说过："我最想做、也最乐意做的，就是给你们这些青年才俊提供一个充分自由展现才华、表达思想的平台、窗口，少一些功利，多一些率性，就随心而动，按照你的想法去做吧！只要有利于你的成长、你的发展，都是好的，不用太纠结、太为难。需要我做的我都会用心去做好！"我想正是由于张老师的这种随性而又真诚的态度，才让我得以敢于放下许多顾虑，从而脱离了诸多形式琐碎下的烦恼，真正把医学创作当成了一种享受。

谈到我的学术自信，其中对于《康治本伤寒论》（以下简称《康治本》）条文顺序和关联线索的系统研究在国内应属首创，相比之下，娄绍昆老师和日本的远田裕正先生研究的则是《康治本》的方药架构。全书可以保证学术体系原创率高于80%，因为有部分内容的启发源于或根于诸多前辈和流派，所以也不能说原创就是原创，所有的原创都应该归于仲景老人家，我们做的则是继承和发扬。

耕铭已经与《伤寒论》打了无数次"交道"，深知仲景是一个推陈出新者，是一个真正的临床"冒险家"。但这还远远不够，我们这一代需要更多的启发与开拓力，否则做出来的东西只能迎合当下的中医形式化，而并不能真正为生命医学工程实现质的飞跃。所以当有人问我什么是真正的科学家后，我毫不犹豫地回答——屠呦呦就是一个典范！

我们国家每年从中医院校毕业走出来的中医生平均有8万余人，他们是21世纪中医新生代生命力至关重要的延续，而这8万多学生里最终只有平均不到0.7万的学生真正成了中医临床大夫。而在这不到0.7万的中医临床大夫中能够真正信奉中医临床，不囿于形式与权威，真正敢用中医对鼎西医学的临床家屈指可数。

这是个大问题，也是我一直不遗余力地想要继续深入学习《伤寒论》的原因，尤其是当自己的家人徘徊在生死关头，我可以倚仗仲景的灵魂站在中西医的制高点上"紧握住乾坤日月旋转"，我可以不打怵，不会因为西医的质疑及传统中医本身的"门面气"而胆怯、不知所措。事实证明，只有这样，我们中医人才能真正有自信、有魄力地踏入现代临床病房，成为一个真正的科学家与临床家，而不仅仅是回归普通门诊，仅仅治疗常规的小病小灾，成为一个再平凡不过的"老中医"。

这正如民国医界一代传奇、汇通学派与伤寒学派的代表人物祝味菊所说："苟能融会中西，探索真理，不通则已，通则豁然开朗，如登泰山之顶而望日出，气象万千，彼金元诸家，直足底浮云耳。"所以，我的意志驱力定格在了中西医重症急症的临床升华上面，对于传统的内科学、方证辨证等沿袭已久的中医理论体系我们的前辈们已经做得很好了，作为中医新生代的我们不能只吃老本，换衣服不换内容。

我的初心和目标很明确——敢于推陈出新，要做就做到极致。年轻人的生命看似泛滥而又平庸，现今社会的形式化色彩和"倒金字塔"结构又注定了我们其中绝大多数人都将成为今后"末法时代"的"牺牲品"。所以我不能妥协，更不能随便凑合，因为在我心中，青春是生命的极致绽放，是爱与心血交织筑魂的根基。所以，既然拾起了性命之学，走上了悬壶济世的"钢丝绳"，就要用心、用力把它做好、做精。因为，我们所做的东西，不是一个人的寂寞与压抑，而是整个人类共业下的一次大胆而又深刻的尝试与探索。

恰巧今天刚刚看完了《老中医》的大结局，最后翁泉海把自己的著述放到高小朴的手里时，我感觉这份仪式感与成就感来得着实不易，这是比泰山还要沉重而又深刻的性命之学。这也就像中国所有的学问一样，看似是技术，实则是情怀，走心了，活儿也就好了。

　　谨以此篇为序，庚戌日泰和吉祥。

目 录

● 医者仁心，霹雳斩妖除魔

● 一场觉悟，成就半世修行

医者仁心，霹雳斩妖除魔

● 烧灼阴尽，消除业障
——中医也会"一物降一物"

道一：

越来越对针灸刮目相看，其实中医真的是有玄学，听说过"鬼门十三针"吗？我没见过，但听说过不少，也不清楚其真假。

耕铭：

医学本身的确与超自然现象有一些联系，倪海厦先生也曾经用过"鬼门十三针"，但感觉很不舒服，有一种被附体的感觉。我的高祖父以前在招远南乡坐诊时，遇到一些治不好的怪病，也会建议患者到毕郭镇大王山老鳖湾去烧纸拜鳖神，求一碗潭水喝下去就好了，郑钦安在《医理真传》的最后一篇也附有相似的论述。最令我记忆犹新的是我奶奶的一次意外，她的床头旁有一方案桌，我和我父亲练书法的毛笔和笔架都放在那儿，有一次我出于好奇把其中一只毛笔的笔锋剪去了，父亲一大早出于愤怒当面就把这只毛笔头在案桌上杵断了，紧接着我和父亲在上班的途中听到奶奶一头栽倒在床下的噩讯，好歹及时送去了医院，检查出有颈椎错位，在医院做了半个月的牵引。不过塞翁失马，焉知非福，这一跌倒把血压给跌正常了，从此再也不吃降压药了。

类似这样的例子还有很多，我在临床上也遇到过一些。我曾经有一个亲戚患有严重的骶髂关节炎与胃癌，我给辨的是典型的太阴风湿表证与太阴里虚阴盛证兼具。处方仅 6 味药：清化桂 30g，生旱半夏 30g，小黄姜 25g，生甘草 20g，生附子 30g，云茯苓 40g。这张方子一直就没变过，因为患者就是单纯的太阴病，六经不传变，我们就守方不变。就这样一直持续治疗了 3 个半月左右，但患者的太阴区块没有丝毫松动，症状依旧，这在我的临床治疗中是比较少见的，区区 6 味药，但其力达太阴、外托阴邪之力绝对是不可小觑的。

我清楚地记得那一天是冬至，阴历里正好与鬼节重叠，患者晚上 10 点多开始全身出现剧烈的冷摆子，从后脑勺到腰脊再到腿肚子就像被人扯住向外撕拉一样，这不就是我们中医里认为主一身之藩篱的太阳膀胱经吗？患者下半夜开始出现上吐下泻，感觉身体从内到外都被掏空了，跟我讲连死的念头都有了。当时给我的感觉就是药力开始透发了，患者的太阴区块终于出现了松动，这是人体的一种否极泰来的转枢格局。那一夜"撕心裂肺"的瞑眩反应过后，患者之前的症状消除了很多。既然身体的转归出现了生机，后面的治疗也就"顺风顺水"了，原方合上了四逆散。服药期间各种"瞑眩反应"也是陆陆续续地出现，等到寒假回家再复诊的时候，这位患者已经完全变了一个人，医院电子胃镜检查也不可思议地发现大面积溃疡面竟然消失了，癌灶缩小了近1/3。

当时这个案例给了我极大的震撼，让我对中药的力量刮目相看，尤其是对于生附子的使用，这是我的第一例大手笔的案例，也坚定了我对于六经的正见与信心。事后我问她："你吃药难道就没出现过其他奇怪的反应？"她道："你这一说我倒是想起来了，自从服用你开的那6味药，我每晚睡觉几乎都会做梦。"我接着问道："都是些什么梦？"她答道："梦到了自己去世多年的父亲，还有刚刚去世的婆婆，一闭眼满脑子都是诡异的人或物。"听到这里，我突然意识到，这位患者的婆婆是被家里人给活生生气死的，子女不孝不仁，自有内鬼作祟，此即郑钦安所谓的"罪孽冤缠，积罪累愆"。太阴为病，满腹鬼魅，我开的6味药，恰恰起到了烧灼阴尽、消除业障的作用。

道一：

我觉得说是超自然，其实应该是超越现在的科学，可能是另一种能量的存在形式。

耕铭：

被附体时的能量感应与经络能量可能更为贴切，所以针灸的治疗效果显著，有人就曾说过"经络是灵魂的一层膜"。

从原发性颅内额叶肿瘤的治疗小议中医瞑眩反应的作用

有一位 72 岁的原发性颅内额叶肿瘤的患者，考虑到为脑膜瘤的良性病变，患者本身年龄也比较大，家里人为她选择了中药保守治疗。服药 20

多天后，患者的左侧环跳、丘墟和昆仑附近都陆续出现了一些肿包（扫码看图 1），疼痛异常，以致无法行走。这些穴位都是偏于体侧的太阳和少阳经循行上的反应点，对于我们的鉴别诊断很有意义，这也说明一开始我选用柴胡桂枝汤合五苓散与麻附细辛汤为底方的思路是正确的。

从解剖定位上来看，额叶涉及的区块也包含了少阳经和太阳经。中医讲的"肝生于左""胆清则脑清"也不是凭空而来的，而患者脚踝肿块附近的经络在三焦上对应的也是顶焦髓海。患者在陆续服用中药 70 余剂后，视力明显改善，头晕恶心感消失，复查时肿瘤从 32mm×27mm 缩小至 21mm×19mm，余无不适。后嘱其坚持续服中药，定期复查反馈。

　　这则病例给我的启发还是蛮大的。至少从目前的经验来看，瞑眩反应起码有两个作用：一是起疾病预测与鉴别诊断作用。传统的中医诊断并不是万能的，而通过瞑眩反应进行疾病预测与诊断恰恰能帮助我们弥补在传统诊断上的不足，甚至相比西医的诊断而言，这种诊断更具实用性和临床指导性。我想，现代医学束手无策的阿尔兹海默症或许也可以在瞑眩反应的疾病预测与防治方面找到一些启发。二是起直接治疗作用。瞑眩反应本身就是一种排病诱导，实际上类似于一种免疫活化过程，很多慢性痼疾的治愈靠的就是这个过程。这是中医相较于西医所特有的治疗优势，也是中医"不治已病治未病"与"揆度奇恒"的深刻体现。

● 所谓"扶阳"，当从人心扶起

对于许多太阳神经丛有暗能量的人，初期服完扶阳药后可能会出现频繁做噩梦的情况，患者梦到的大多是曾经经历过的阴影，当然也有人会梦到一些比较灵异的事物。

就像我治疗的一例晚期胸腺瘤女性患者，服药期间多次梦到有一只金色的四足小动物向自己的乳房部位爬行，白天清醒状态时也会感受到自己左侧下腹部肝经和胃经附近有气感在向上滚动，甚是奇特。还有一个患者感觉自己老腰基本没问题，但却在晚上梦见有人给他在后腰挑出蛮多东西，顿觉轻松，梦里问了问，说是羊毛疗。

这实际上类似于《池北偶谈》中刘云山鬼魂治病的例子。就好比阴霾弥漫的冬天遇到了当空烈日，烧灼僭上阴尽，就会出现象征性的"排邪反应"。这期间如果配合适当的心灵疏导，将会起到事半功倍的治疗效果；反之，如果受制于自己的原生阴影而不敢去正视，治疗效果也会大打折扣。

我们也发现，在阴影疗愈中患者的立场会不停地将心理动力带到表面，这些大多都是一些原生的恐惧、贪婪或愤怒，治疗会更容易渗入并发挥功效。这两个过程的相互作用所发挥的影响，要比只运用其一而否定另一种方式带来的效果深刻得多。我个人一直认为，充分暴露矛盾，并将其充分理解与审视，这才是疗愈的根本，而不是一味地逃避与掩盖。

以我个人经历为例，由于长时间的自我紧缩和精神压力，我在大二上学期患上了神经官能症。开始尝试自己给自己用中药治疗，并结合藏密里的慈爱观（我认为就是自他交换）。这是大乘佛教和藏密为了培养众生的解脱慈悲心而创造的独特修行仪轨，它不是一种言论和主观感觉，而是要透过实修让你的心中真正发展出慈悲心。"自他交换"的练习正是为了斩断那个私我的自我关切、自我助长和自我防卫，让我们逐渐认清我们最恐惧的是——让自己受伤。这个练习不仅要我们对别人的苦难产生慈悲心，更要心甘情愿地吸入别人的痛苦，把好的品质吐给他们，这才是真正的大乘慈悲解脱之道。这一点和基督的作为是相同的：承受世人的罪，并因此转化了他们，以及你自己。

这期间自己身体的混沌感越来越重，结果有一天半夜里做了一个很恐怖的噩梦，梦到了二战时期的纳粹女战犯伊尔斯·科赫在屠杀小孩。梦里作为俘虏的我愤怒至极，拿起手中的铁锹杀死了科赫……大梦惊醒，大汗淋漓，全身的混沌感一时全消，接下来的几天发现自己的神经官能症也完全消失，这令我欣喜异常，感触也颇深。

实际上，这种治疗过程也得益于自己的自我暗示和精神意驱力，之后又尝试将其运用于一位患有神经官能症的年轻女老师身上，同样收效！由此，在诸多情志病的治疗中，我慢慢尝试引用类似的精神疗法，这也成为我个人的治疗特色。所以，任何疾病，都应从人的根底看起，而现如今所谓的"扶阳"，亦当从人心扶起。圣雄甘地曾说："世间唯一的恶魔就是那些盘踞在我们心头的创伤阴影，这正是我们该为此奋战不懈之处。"老树亦有云："风雨萧萧，夜色沉沉。不惧自己，还怕别人？"句句都是至理真言。

● 急危重症的高效退热
——脱离传统"温邪"论治的张氏钤法

11. 病人身大热，反欲得衣者，热在皮肤，寒在骨髓也；身大寒，反不欲近衣者，寒在皮肤，热在骨髓也。

这条说的是寒热真假的鉴别问题。辨寒热真假很麻烦，我们一直都在强调"独处藏奸"，要么舍脉从证，要么舍证从脉。可是这"奸"处一定就能反映患者真实状态下的病理本质吗？这种"奸"处难道没有可能也是一种假象吗？两种状态一定有一种是表现出的假象吗？有没有可能在同一个患者身上可以同时出现两种截然相反的病理状态？我个人对于真假寒热的辨证一直持有疑问，理论上没有给个规范的标准，临床上自然也流散无穷。

就像假期治疗我姥爷的这种情况：面色红赤，收缩压升到200多 mmHg，口渴不欲饮，脉数浮大沉取有余，全身瘀紫，精神萎靡，全身滚烫，没有汗出，不欲近衣而蹬被。最终治疗上我没有舍脉从证，也没有舍证从脉，而是考虑的"脉证并治"。用的是小柴胡去黄芩加石膏合葛根汤与茯苓四逆汤的交替频服，下午开的药，当晚体温就从 42℃ 退到 38℃，第 2 天降到了 36.6℃，身上的瘀斑也都退了（扫码看图 2）。

图 2　姥爷服药前后对比

　　具体临床上如何去应对？我是这样考虑的：老人已经 80 多岁了，整个体质应该说已经并入了三阴区块，具体是三阴中的哪一阴？这要结合患者的宿疾去考虑。我姥爷患有多发性硬化疲劳症，属于中枢神经系统的问题，可以归属于心部于表之大阳虚损，所以我会把它定在少阴病，"脉微细，但欲寐"也是我姥爷白天真实的写照。所以我会考虑以茯苓四逆汤加葛根汤作为基础底方。而这种异常的不自主发热也是多发性硬化疲劳症导致的神经性发热，因为是神经调节的问题，我考虑到它也必然会反作用于人体的部分体液调节，从而引起暂时的内分泌调节紊乱，是一种病理性应激过程，人体正邪交争的势态遭到了屏蔽，因而病势纠缠不去，反复高烧不退，需要一个临界的调定点，所以我考虑选用柴胡剂，用的是小柴胡汤去黄芩。至于这种发热，我考虑用了生石膏，用的是石膏抑制神经亢进与强心的作用。所以开药开到最后，你会发现药物本身是没有寒热的，全是机体对药物的应答和反应占主导作用，并无二元对立之分。

　　捎带说说多发性硬化疲劳症，疲劳综合征是常见的一种中枢神经脱髓鞘疾病，西医的分型很复杂（中医不能在这个方面被西医牵着鼻子走），这种病发展就像波浪递进式的：稳定一段、又坏了，坏了以后、又稳定一段，然后又坏了……这样台阶式地走向生命低潮，最后结束。反映出来从思维、脑力、四肢运动功能都逐渐弱化、逐渐衰退下去。它是神经系统发生退化的不可逆的病理现象，患者大脑、小脑、脑干、脊髓可同时或相继受到连累，其临床症状和体征多种多样，诸如记忆力衰退甚至丧失、大小便失禁、呼吸困难、视神经萎缩、共济失调、肢体无力甚至瘫痪、感觉异常等。

西医的脑科学和神经内科学里对它的治疗手段主要是类固醇冲击和康复治疗，但现阶段的类固醇治疗对患者的身体造成的副作用很大，远期来看实际上是一种正负相消甚至是加重恶化的后果；至于康复治疗，也仅仅起到些许的缓解作用。那我们中医呢？如果早期发现坚持治疗可以有缓解甚至治愈的可能，这在日本是有研究成果的。但晚期一样是束手无策，属于六分之一的不可逆性的终末期顽疾。由于这种病的存在，患者的生活质量就很低很低了，不能吞咽、咳嗽、大小便，只要是神经支配的活动多少都不行，而像这种神经支配异常导致的发热，这和我们在医院感染科见到的完全不是一回事儿，更脱离了传统"温邪"论治的法则。

姥爷是上个周星期天去世的，我回家待了3天，想想他也解脱了。这种病剥夺了他的生活质量，后来一直用茯苓四逆汤与半夏厚朴汤维持着他最后的时光，医院一次也没去过，我是坚决反对进重症监护病房的。将近2个月，走的时候药还没吃完，剩了很多，我觉得也尽心尽力了，起码这2个月让他舒舒服服的，孩子们也都陪着他。

● 从交感神经麻痹综合征
到人体的"死亡三角洲"

耕铭：

按理讲此时脉应该是沉而无力的，但摸到的脉象与患者的体质状态有明显出入，说明患者"大羸有实状"，给人感觉不是太好，为此我特地看了看瞳孔，明显偏小，眼睑也有些下垂，加之本身不易出汗，这说明肺癌转移已经侵犯了交感神经，出现了交感神经麻痹综合征。

若安：

什么是交感神经麻痹综合征？

耕铭：

这是肺癌引起的一种肺外症状，叶尖部肺癌可侵入和压迫颈、胸丛交感神经，患者随之会产生剧烈胸痛、水肿、肩臂痛、项强、上肢运动障碍、同侧眼睑下垂、瞳孔缩小、眼球内陷、患侧无汗等表现。这就类似于《灵枢·刺节真邪》中讲的"虚邪偏客于身半，其入深，内居荣卫，荣卫稍衰，则真气去，邪气独留，发为偏枯"。什么是虚邪？《灵枢·九宫八风》里讲过："风从其冲后来为虚风，伤人者也，主杀，主害者。"具体有什么危害？《灵枢·百病始生》进而强调："虚邪之风，与其身形，两虚相得，乃客其形……其中于虚邪也，因于天时，与其身形，参以虚实，大病乃成。"这就是我们中医的疾病整体观。

考考你，《伤寒论》中可以同时出现剂颈而还、但头汗出、颈项强、胸胁疼痛的方子有哪些？

若安：

大陷胸汤、柴胡桂枝干姜汤、茵陈蒿汤。

耕铭：

很好。你能说出它们都与哪些脏腑密切相关吗？

若安：

消化系统偏于肝胆区块吧。

耕铭：

嗯嗯。茵陈蒿汤是明显偏于肝胆区块的，它与剩下的两张方子还是有所不同的。刚刚讲的癌肿或癌细胞压迫交感神经致使麻痹的症状中是有汗出异常的，究其本质，无非是心血循环障碍和神经支配异常。具体到肺癌，是由于颈丛、胸丛神经被压迫，患者可以出现汗出的异常，这与肺的解剖部位是密切相关的，压迫了颈丛神经，患者可能会出现头项的汗出异常，进一步扩散，就会压迫到胸丛神经，可能会出现上半身的汗出异常。所以我们也可以根据患者的异常汗出部位来大体判断病势的严重程度。至于眼睑下垂，上眼睑络于足太阳膀胱经，下眼睑络于足阳明胃经，无非是寒浊不降、胃阳不升所引起的，上眼睑下垂要比下眼睑下垂好治一些。

这里要注意一下陷胸汤和柴桂干姜汤的腹证，一个是"从心下至少腹硬满而痛"，一个是柴桂干姜汤的"胸胁满微结"，在《康治本》中这两条是连起来的，仲景似乎也已经发现了它们之间的连带问题并且进行了类证鉴别（附《康治本》原文：太阳病，发汗而复下之后，舌上燥渴，日晡所有潮热，从心下至小腹硬满而痛，不可近者，陷胸汤主之；伤寒，发汗而复下之后，胸胁满微结，小便不利，渴而不呕，但头汗出，往来寒热，心烦者，柴胡桂枝干姜汤主之）。这两条腹证实际上都是焦膜病的范畴，核心区块应该都是胸部间质，我个人认为应该是肺系、心系的渗出性炎症和癌肿扩散转移所导致的，湿性趋下嘛，所以腹诊时在胸胁、心下会有相应的病理反应，只不过大陷胸汤涉及的病位可以更广，可以涉及中下焦的腹膜系统，扩散得更严重了。

若安：

肺癌导致的交感神经麻痹放到中医里讲就是表证吗？

耕铭：

对啊，刚刚不还讲过中医"表"的范畴了嘛。部分神经系统是可以归属到表证的，所以癌肿压迫交感神经出现的这些症状也要考虑到表的问题。但表证还得往下分，还有呼吸系统、神经系统、泌尿生殖系统、心血管循环系统这么一大堆。

若安：

用了麻黄是不是还要用上桂枝？

耕铭:

可以这样考虑。临床上有一种病非常常见，就是"肺心病"，很多慢性肺部疾病、肺血管疾病会引起肺循环阻力增加，有可能会导致右心衰竭，这个你要考虑。大多数肺心病都是慢性支气管炎并发阻塞性肺气肿引起的。同样，左心衰竭也会导致肺瘀血和肺水肿，患者会出现夜间阵发性呼吸困难和端坐呼吸的表现，这种情况大多预后不佳。

若安:

那么肺癌如何去考虑治疗呢？

耕铭:

在十大癌症里，肺癌的发病率与致死率最高，在我们中国男女患癌人群中，肺癌患者也是位居首位。我常常称其为人体的"百慕大三角洲"，它所带来的痛苦与绝望应该说是不可承受的。

肺癌常见有三种：肺腺癌、肺鳞癌和神经内分泌癌。神经内分泌癌又分为小细胞肺癌和大细胞肺癌。肺腺癌、肺鳞癌和神经内分泌癌的大细胞癌又可以统称为非小细胞肺癌，这是因为三者相对于小细胞肺癌具有相类似的特性，治疗较类似。而小细胞肺癌与上面三种特性相差较大，主要表现为细胞比较活跃，容易早期转移，肺上的病灶很小的时候就发生了远处转移，甚至其他脏器上的转移病灶比肺上原发肿瘤还要大，相当于儿子的个子早早地长过了爸爸。这一类型的肺癌大部分长在内层中央部位，常常伴有肺门、纵隔淋巴结明显肿大，甚至和肺内肿瘤病灶相连接。对放疗和化疗都比较敏感，甚至可以完全把肺上的肿块治没了，但预后也是几种类型中最差的，即使是最早期也基本上没有手术根治的机会。

小细胞癌的病理特质类似于仲景所说的厥阴病"死不治"。临床你得看症状，吸气性呼吸困难的肺癌患者的病变部位一般偏上偏外；呼气性呼吸困难的肺癌患者的病变部位大多偏下偏里。偏上偏外的大多比偏下偏里的好治。我们可以将其归属于半表半里和表的区块，根据病理次第和阴阳属性，底方可以选用柴胡桂枝汤、麻黄升麻汤等。再严重的小细胞癌就属于厥阴区块了，底方考虑选用通脉四逆汤等，首先要去尝试打破患者长久以来不断持续的"厥阴堕落型稳态"，如果患者服完药后几乎没有任何阴阳变更与身体上的反应，或许就像"高原冻土"一样，生命的代偿机制恐怕已经走到了终末期，即便是圣人也无力回天了。厥阴为病，阴阳否格，疾病呈"变态"性推进，这也是小细胞癌恶性程度如此严重的原因。

　　少阴病的提纲证为"脉微细，但欲寐"，它实际上就是一种交感神经功能处于低迷状态的表现，患者出现"瞳孔缩小、眼球凹陷、浑身无力、嗜卧嗜睡、意志消沉"这一类表现也就不足为怪了。中医可以借助西医诊断来判断病位，但至于对阴阳的把握，这是中医与西医的根本区别，也是中医的优势。麻黄本身含有麻黄碱，可以引起神经中枢的兴奋，对应过来，这个提纲证不就是麻黄的药证吗？这样一来我们也可以把少阴病的麻黄附子细辛汤那一条理解为作用于"肺部阴实"的一个"象征性咒语"，里面的"反发热"是虚阳格于外、阴实化火（紧痰火）的表现，许多肺癌患者会伴有发热、肺部感染等症状，但你要明悉，"盖其作热者，以死阴尚伏于里未尽去故也"，这是虚火，别给胡乱清啊！

　　中医讲"肺主治节"，节有两个意思：一个是人体四时交替之节律，一个是负责人体运动"开阖枢"的关节。肺癌经常会通过淋巴和血道转移扩散而引起四肢关节的冷痛，这就是细辛的药证，加之本身发散阴邪寒凝的力量，吴佩衡称之为中药里的"十大主帅"。阴实非温不化，附子肯定是要摆上的。《神农本草经》里谈过麻黄"破癥坚积聚"的作用，考虑到麻黄的药势，就可以定位在肺部的阴实。所以麻黄是治疗肺部肿瘤的要药，它能配合诸药把阴邪给宣出去，也就是"以通为用"。同时我们还要考虑瘀血、水毒、气滞、宿食这些癌肿们的"优良培养基"，务必贯彻"以通为用""扶正祛邪"的思想。"阳气者若天与日，失其所则折寿而不彰，故天运当以日光明"，一定要固护好患者的阳气，阳则为神，阴则为鬼，身体的正常运作、五脏六腑的良性发展，都离不开阳气的统摄。

若安：

这下明白啦，谢谢耕铭的启发。

● 先天颅内畸形
——治在少阴水毒表证

67. 伤寒若吐、若下后，心下逆满，气上冲胸，起则头眩，脉沉紧，发汗则动经，身为振振摇者，茯苓桂枝白术甘草汤主之。

茯苓桂枝白术甘草汤方

茯苓四两　桂枝三两,去皮　白术二两　甘草二两,炙

上四味，以水六升，煮取三升，去滓，分温三服。

这同样也是水饮为患导致的。只要心血循环中混有高熵的"死水"，全身循环都会受到牵连，组织细胞内环境也会相应出现不同程度的电解质紊乱，就会出现好多奇葩的现象。比如呕吐、头晕目眩、神经官能症、全身发软无力等，患者说出来我们有时候都觉得不可思议。所以有人也说：百病痰作祟，怪病从痰治。这里的"痰"，就是我们讲的水饮。

日本著名汉方临床家山本严曾将苓桂剂类方的体质称为夜枭体质，这种体质的人临床上很常见。患者可能是一年到头不断地诉苦身体不好过，容易疲劳，没有力气，头痛，臂酸，胃呆，口苦，上逆，胃痛，眩晕，手足冰冷。早上不愿爬起来，白天精神萎靡，傍晚精神开始振作，夜间不想睡甚至亢奋（水毒造成的这种神经功能紊乱，尤其是夜间阳分入阴分，更会导致阳不摄水，水饮作祟，从而导致出现夜间的假性亢奋，所以茯苓能够安神宁心定志，其实就是这个意思）。这些申诉在体检时又很难发现，大都限于自觉症状（西医无可奈何只好诊断为神经官能症）。喜欢发病的年龄，出现症状及诉说烦恼大体上是20岁，女的在第一胎出生之前，30岁时最"懒"（想想产后抑郁症，《金匮》妇人篇好多方子都是血水同调的），过了40岁慢慢不太埋怨了，60岁一过反而精力饱满起来，可以长寿到70～80岁。夜枭型人申诉的主要症状是眩晕、心悸、头痛和肩凝，它们都是苓桂剂的适应证。

这种体质的人我假期也治过好几例，客观地讲，疗程短不了。现在我正在治疗的一位新加坡患者，是我母亲的大学同学，也是我母亲结婚时的伴娘，患有先天左侧颅内容积小，而且还多长了一条比较粗的血管。之前去过台中光田、国大、北京协和好多地方，医生们认为这种病极为罕见而且无法治愈，患者表现就是眩晕脑鸣恶心，四肢水肿，左半身不敏感。因为长期服用西比灵等西药制剂出现了抑郁症的不良反应，年前来中国的时候又查出了患有轻度的扁平苔藓。

我的立法便是以少阴表重里轻证为主，在茯苓四逆汤、小半夏加茯苓汤与苓桂剂合方的基础上，结合服药过程中的疾病转归，先后选用了柴胡剂、麻桂剂进行调平。坚持守方治疗了 1 个多月，患者自觉诸症大为改善，较之前精神爽朗了许多，自感重新焕发了元气，不会再去想一些莫名其妙的问题，可以自主调控情绪的波动。曾经逆时针的眩晕在服药期间突然变成了顺时针眩晕，之后眩晕的程度大为缓解，眩晕也变为了只眩不晕，就像电影飞屏一样，持续时间很短，不再像之前那样天旋地转，久久不能恢复。脑鸣由后头部转移到了耳朵外周，声音由发动机的轰轰声变为搏动性的呼呼声，基本不影响正常工作。之后回国通过微信继续为其治疗，力求治愈。(次年 5 月中旬患者遂告以痊愈，完全恢复常人生活质量，整个治疗过程历时 7 个多月。)

● 半夜突发鬼击，灵感何处中寻

2019 年正月初五半夜鬼击案

患者是我的邻居，白天其叔兄弟到家拜年，因其叔兄弟坐骨神经痛发作，中午饭后请余为其叔兄弟诊脉。问诊过程中发现其叔兄弟阴阳怪气，似听非听，不知所云，余遂拒绝为其继续诊治。其叔兄弟心怀不满，回到患者家后与患者发生了一些口角，说了一些不三不四的话。当日晚上 10 点左右，其叔兄弟因醉酒跌入山沟，被送往医院，患者随即突发耳痛，继而出现剧烈腹痛，在上厕所的过程中遂感天旋地转，随即摔倒，其丈夫将其扶至炕上。至半夜 12 点，患者症状加重，生不如死，几近休克，其夫遂半夜登门求诊于余。

中医四诊：四肢厥逆，脚心冒凉气，大汗出后随即汗出不得，上吐下泻，左胸痛，心悸，心下痞明显，心下动悸，脐上、脐下全动悸，动悸程度相当，烦躁欲死，不敢睁眼，作逆时针剧烈眩晕，鼻塞咽痛，舌淡苔白厚腻，左右两尺无脉，意识忽好忽坏，瘛瘲不定，语言怪异，疑鬼击（立春前9天、立春、立春后8天最易发生鬼击，2019年立春恰逢阴阳交替变更的春节，患者发病正值阴阳转枢交界的少阳之时）。

西医诊断：

排除急性肠胃型感冒、食物中毒，疑急性心脑血管疾病，急性心肌梗死？梅尼埃综合征？

原始条文：

发汗，若下之，病仍不解，烦躁者，茯苓四逆汤主之。

按：注意"仍"字的特殊性，越简洁的条文所暗含的线索越丰富。

处方：茯苓四逆汤加肉桂、半夏、柴胡。

茯苓40g，人参须20g，生附子30g（碎），生甘草20g，干姜30g，肉桂30g（碎），生半夏40g（碎），柴胡20g。

（按：经方医生亦要学会自制丸剂，常见经方改汤为丸，随身携带，以便随时调配急救患者，省时又省力。现将余临床最常用之基础方分列如下：桂枝汤、麻黄汤、茯苓四逆汤、桃仁承气汤、小柴胡汤、四逆散、十枣汤、苓桂术甘汤、白虎汤、麻杏石甘汤、栀子豉汤、半夏泻心汤。）

外配大、小醒脑开窍针刺以代替鬼门十三针：

1. 双侧内关，提插捻转结合泻法2分钟，不留针。

2. 印堂，向鼻根部斜刺，单方向捻转，使针体与肌纤维缠绕，采用轻雀啄手法1分钟，不留针。

3. 人中，向鼻中隔方向斜刺3分，采用重雀啄手法20秒左右，以眼球湿润为度，不留针。

4. 双侧三阴交，沿胫骨内侧缘与皮肤呈45°斜刺1寸，采用提插补法，至针感传至足趾，下肢出现抽动以1～3次为度。

患者服药300mL左右，约1小时后（凌晨3点左右）再次出现呕吐；凌晨2点左右家里的小孩（2岁半）睡梦中突然坐起自言自语，持续半小时左右；5点左右患者再服100mL，未见呕吐；7点左右服用最后一煎，再次出现呕吐。

清晨8点左右复诊，当下症见：

眩减，可睁眼，但依旧极为难受，呻吟不止，微汗出，意识恢复正常，四肢渐回暖，心悸减，胸痛减，恶心呕吐不减，动悸依旧，小便多，咽痛消失，鼻塞减，咽干，心下痞明显，无食欲。

处方：

1. 原方去柴胡，少量研细末，掺黄酒、花椒、麻油，和匀成膏状，外敷神阙，麝香壮骨膏药密封固定，加覆暖水袋温脐，一天换3次。

2. 怀山药36g，茯苓24g，人参须12g，生附子18g（碎），生甘草12g，干姜18g，肉桂18g（碎），生半夏24g（碎），大枣24g（擘），煎汤300mL左右，灌肠。

3. 于药店购得200粒规格浓缩型附子理中丸（茯苓四逆汤去茯苓易白术）1瓶，分3次服用，嘱其一天内全部服完（中午12：30、下午4：00、晚上8：00各1次）。

4. 家中小孩投予自拟摄魂还乡饮：

柴胡6g，炒白芍6g，肉桂6g，生甘草4g，煎汤100mL，嘱其母亲于晚上9点前给孩子喂服。

次日三诊：8 点钟随访，患者自感恢复良好，可以下床干活，除晨起腰酸痛外，余无明显不适；小孩子精神状态不错，其母述其半夜梦呓未再发作，全家人欣喜万分。嘱其"恬惔虚无，真气从之，精神内守，病安从来"；清淡饮食，以"新虚不胜谷气"故也。

● 无知者滥用
——谈谈中医界的"傅满洲"现象

　　我个人在临床上很少会用到虫类药，也不喜欢使用。或许虫类药在活血化瘀方面效果卓越，但慢性病长期服用可能会损伤肝肾功能。由于本身的抗凝性和变异蛋白致敏性，对于一些特殊患者应当慎用。再者加之价格昂贵，口味较差，不适合慢性患者长期服用。

　　我本人也不提倡杀生，"一命换一命"的做法本身就有问题。包括长白山一直盛行的"鹿胎""雪蛤""鹿鞭"这些补品，我认为全都是中医畸形化发展过程中产生的糟粕，实际上也是20世纪20年代"傅满洲"现象在我们中医发展过程中的一种隐匿凸显。中医取类比象的前提是尊重自然、顺遂天道，而不是无知者滥用！

　　试想，为了安胎固元、延年益寿，人们活生生地把妊娠期的母鹿和肚子里的鹿宝宝杀害，拿来入药，这是大逆天道的！为了一己之私而滥杀无辜，伤天地之生气，耗众生之元神。记得之前治疗过一例胸痹，患者是我父亲同事的孩子，才上二年级，脾气很乖戾暴躁，每个月不定时会出现胸部绞痛，没有任何征兆，孩子突然"啊"的一声痛得满地打滚。医院检查没有发现任何异常，考虑小孩子的胸痛可能是精神紧张或者情绪波动引起的。经我诊治后，辨为少阳病夹里滞痰饮证，投以四逆散合导痰汤。服用数剂后，小孩子早晨手舞足蹈地形容着自己昨天晚上做的梦：梦里一直咳嗽，然后吐出一个鸟窝来，里面还有好几只虫子，过了一会儿胸脯里又爬出两只大虫子。

一开始患者的母亲感到很诧异，便以此事询问于我。我个人感觉孩子之前一定是吃了一些"杀气"很重的来的不明不白的东西，可能导致阴邪泛滥而郁阻胸阳，造成不定时的剧烈胸痛，有因必有果，"因知百病之胜，先知其病之所从生"。服药后出现了类似于"祝由"治疗的药势引邪外达的反应，应该也在暗示患者即将好转的迹象。果不其然，至今已半年有余，胸痛再也没犯过。事后得知，孩子与其父曾于苹果树下活捉数只初生麻雀，去毛炸酥当作野味解馋，其母在怀孕期间因患有风湿痛亦曾服用过大量土蛇焖肉。在我眼中，这些都是违逆生机与天道的劣邪之作为。

还有现在流行的"三鞭酒"，为什么后世中医竟然猥琐到了这般地步？！"血肉有情"人无情啊！倘若固执地以为真元真精非要靠这些"血肉有情之品"去补，那倒还不如喝自己的精液来的方便。关键它不是那回事儿啊，中药绝对不是伟哥！我们中医人切不可迷信补这补那，末法时代，离恶性病近矣！相信我，世间无补药，补善是最大的补。

正统中医主导下的用药理念是顺应人体能量的大作为，而不是所谓的吃啥补啥。人体这一身真元之气就好比电池一样，秉受于先天，脐带就是你唯一的"充电器"，从诞生到世上那一刻起，就注定开启了死亡的"倒计时"。单靠我们中医所谓的"草木灵根"就能补上？这是痴人说梦！来去无定，亦如竹林随风，生死面前，人类夸不得海口！中药的作用很简单，恢复人体自身作为，五脏六腑一旦回归自然大循环，生长化收藏便可重新正常运作，加之我们正常的调养生息，五谷精微的正常摄入，我们自己的真元之气才会正常运作并循环往复，除此之外，别无他法。

如此，太虚寥廓，定水澄清，何须滥补？！实际上，现在很多杂病、怪病都是补出来的。《伤寒论》里就说过"损谷则愈"，这就是道藏里所强调的"虚则灵"。扶阳大家吴佩衡对滋补法一向非常谨慎，他说："药物是纠人阴阳之偏，不似水谷之益人。若认为药物滋补可以长生，多是误人入歧途。因阴阳以平为期，《内经》所言'阴平阳秘，精神乃治'，一语道破天机。故吾为人治病，只求医得患者能食能寐即停药。盖水谷常食人多寿，参茸多食人常夭。何况求医之人，平民为多，岂能有常服参茸之经济能力？当时时以此为记，则虽医术不高亦不致害人害己。"国学大师南怀瑾也曾说过："生命的功能，只要你一口气没有断，把内在清理了就是补！乱吃补药被药补死的，我看了很多，所以绝对补不得。"

至于这些被后世捧上天的补药在临床上的疗效，我们还应理性看待。倘若某种药物对于虚损的病证可以在一两天见效的话，不能排除它可能含有能够抽取或激发人体真阳的激素类物质。我认识的一位研究生师哥，他的导师是一位风湿免疫科的医生，据说挂他号的人很多。后来他的学生私下里告诉我，每次给患者开完中药处方后，他的老师都会私下里要求患者去自己的私人诊所另购它药，但却不告诉患者是什么药，只是一些蓝色的药片，据说很贵。这些其实就是一些激素类物质。

至于如今那些号称"纯天然，零激素"的减肥药、男性性功能不全药物、风湿免疫药、糖尿病药物、安眠镇静药等中成药，即便在说明书中出现的全是纯天然的中药组分，但私下里却总不忘记加上西药激素样成分，长期服用的不良作用是患者们不得而知的。这就是为什么我不开动物药和外源性动植物激素的原因。

大家也可以仔细想想，《伤寒论》中为什么没有出现诸如海马、海狗、蛤蚧、公羊肾、阳起石、鹿茸、鹿胎、鹿鞭、淫羊藿、巴戟天、蚂蚁、锁阳、风流果、蚕公蛾、菟丝子、紫河车这类"补肾填精"的药呢？是仲景没见过吗？这不见得。这些原始取类比象的药物早在东汉之前就已经出现了，而仲景所做的，就是重新审订与规范了古中医的用药体系，不仅避免了无辜生灵的残害和不良药物对人体的隐患，而且也正本清源了汉唐古方原本朴素的药魂。

仲景用药灵动简约，处处着眼于人体能量的恢复与运作，强调在治愈过程中充分发挥患者自身的主观能动性。后世中医一味地滥用"外源性激素"式的"补肾填精"药，这就和吸毒一样，会给患者造成一种依赖性，但却没有从根本上解决问题。同时摄入过量的"肾精"而得不到阳气的"烹炼"运化，久而久之就会形成"淤泥"样的寒邪，影响人体阴阳气机的输布条达，犯了实实虚虚之大戒，这不是我们中医的正道思维。

临床教训话经验
——从干爹胸膜炎与挚友父亲之死谈起

131.病发于阳，而反下之，热入因作结胸；病发于阴，而反下之，一作汗出。因作痞也。所以成结胸者，以下之太早故也。结胸者，项亦强，如柔痉状，下之则和，宜大陷胸丸。

大陷胸丸方

大黄半斤　葶苈子半升，熬　芒硝半升　杏仁半升，去皮尖，熬黑

上四味，捣筛二味，内杏仁、芒硝，合研如脂，和散，取如弹丸一枚，别捣甘遂末一钱匕，白蜜二合，水二升，煮取一升，温顿服之，一宿乃下。如不下，更服，取下为效，禁如药法。

这条可以帮助我们了解结胸的成因。什么是"阳"？此条中的"阳"代指表证。患者表没解却误施攻下，进而导致表邪入里与体内素有瘀血、水毒互结，进而造成急性渗出性炎症，形成了所谓的

结胸病。说到底，表证仅仅是一个外在诱发条件，患者的体质状态才从根本上决定了到底发不发病。外邪扰动内邪，进而内外感召，就会生出许多变证，太阳篇就是在论述这种疾病规律。

大二上学期开学后，因为一场外感，导致我干爹并发了胸膜炎。所以，诸如感冒这些看似无关紧要的小病，一旦与你体内的痼疾"一见钟情"，那可就"打得火热"了。临床中我尤其重视老年人的感冒，老年人大多痼疾很多很复杂，一旦外感，六经传变不定更无情，最后搞出了一堆并发症，都送 ICU 去了。课后给大家推一篇文章——流感下的北京中年，作者剖析反思得相当深刻。我的一位同学的姥姥就是因为得了一场感冒，家里人也没当回事儿，结果输液后坏病了，六经一传，人马上走了。如果当初能让我们中医接手，结果或许不会是这样。河北邢台的一位求诊的患者曾经给我讲过他父亲的经历：因肺炎伴有并发症而被送进 ICU，西医予以病危通知，后经一廊坊名医以小柴胡颗粒加葱白、生姜、大蒜治愈出院。再次强调，外感很重要，尤其对于伴有慢性痼疾的老年人，务必要认真对待！

"病发于阴，而反下之，因作痞也"有点儿画蛇添足，这种"痞"绝非泻心汤的"痞"，应该类似于脏结。往下看大陷胸丸，用药比大陷胸汤多了葶苈子、杏仁和白蜜，有增效之功，同时改汤为丸，丸剂停留肠道时间相对较长，取其持续缓治之效。再强调一下原文中的"项强"，是由实邪阻滞所引起的。这实际上是一个连锁反应，例如下焦瘀血可能会引起头疼、出鼻血，肺系水饮可能会导致后背怕冷、颈项强痛，胆囊炎可能会引起肩凝，心肌梗死可能会引起牙痛、咽痛等，道理是一样的。

134. 太阳病，脉浮而动数，浮则为风，数则为热，动则为痛，数则为虚。头痛发热，微盗汗出，而反恶寒者，表未解也。医反下之，动数变迟，膈内拒痛，—云头痛即眩。胃中空虚，客气动膈，短气躁烦，心中懊侬，阳气内陷，心下因硬，则为结胸，大陷胸汤主之。若不结胸，但头汗出，余处无汗，剂颈而还，小便不利，身必发黄。（《康平本》作"宜大陷胸丸"）

大陷胸汤方

大黄六两，去皮　芒硝—升　甘遂—钱匕

上三味，以水六升，先煮大黄，取二升，去滓，内芒硝，煮一两沸，内甘遂末，温服一升。得快利，止后服。

开头关于脉象的阐释不能看死，更不能学死。对于这种急危重症，我们务必要结合西医影像学诊断，万万不可马虎大意。有医友说到脉法，脉法很重要，但是各位医友比我更清楚一个现实——工作时间在 8 年以内的科班出身的中医，他们的脉法究竟可以达到何种层次的精准度？你应该比我更清楚。首先是准确性的问题，其次是客观存在的脉症不合的情况。脉证并治没有错，但这取舍之间又是个问题。

上个学期 9 月 1 日开学之前我给我干爹摸脉，发现尺脉滑象较寸关明显，结合舌象，我考虑的是下焦湿热瘀滞，因为他本人患有肾结石、前列腺炎和痔疮。回校以后他就感冒了，去医院输的液，回来的晚上就突发了急性胸膜炎，连夜去医院做的手术。所以临床上用寸关尺来划定三焦，绝不能死套。心与小肠、肺与大肠是相表里的，上下焦是相互影响的。所以大承气汤证可能是寸脉滑数有力，这并非表不解，而是大肠之热上移华盖。

"头痛发热，微盗汗出，而反恶寒者，表未解也"又当另看，因为结胸病、水饮证、瘀血为患都有可能导致出现类似"表不解"的假象，治疗起来绝不可死套常规思路，因为这不是一个单纯的"表证"。如果没有考虑到这个问题，极易引起误治。"医反下之"导致的误治刚刚也讲过，这个也可以代指我们现在的抗生素，滥用抗生素把表阳给郁遏住了，自然会派生出许多变证。还是举我干爹的例子，感冒后输液，把正邪交争的主战场给彻底压到里面去了，牵动了夙疾，并发了胸膜炎，也就是条文中所讲的"胃中空虚，客气动膈"。往下的症状我感觉和我干爹好类似啊！都是急性渗出性炎症的主要临床表现。

这里我还有一个永远无法遗忘的败案，也是我临床永远无法平复的海啸。6月5日，我的某挚友患有溃疡性结肠炎的父亲，之前患有太阴风湿表证（牛皮癣10年未予治疗），突然"自行痊愈"，实际上是内传厥阴里证（50岁左右查出溃疡性结肠炎，实际上是大肠上的"牛皮癣"），因为厥阴托透急性期（太阴阳明合病）的肠穿孔继而引起继发的暴发性肝衰竭（推测为肺水肿、脑疝并发肝昏迷与腹水，与我今年过年期间的一例肝硬化患者去世的原因相类似），最终呼吸骤停。

患者当时就是一个典型的大陷胸汤证，可我们就缺一味药——甘遂，用了大承气类方也无济于事，预计快递送药最快是第二天上午到。就在当天下午准备将患者送往医院的时候，结果患者突然去世……我记得电话那头的师哥已经崩溃到神智错乱了，我的心突然空掉了，强忍着没哭出来。这是我此生的一个污点，一个永远无法平消的痛！这背后是一个家庭的支离破碎啊！如果我能早点儿在患者身上发现大陷胸汤证的影子，哪怕提前一天，或许这个家庭还是完整的、美好的！那是我在临证中没有亲手挽回的6条生命之一，也让我更加明确了许多重大医疗过程中的无常。但我们不要就此产生绝望而放弃，因为还有更多寻求疗愈的患者在黑暗中痛苦与挣扎，我们医生的职业属性就是这样，每天都在生与死之间做摆渡者，因为对我们而言——生命是那么的不可承受之轻！

平复一下情绪，我们一起看看方子的组成。大陷胸汤由大黄、芒硝、甘遂组成，这3味药都是仲景用来去菀陈莝、峻起沉疴的猛将。甘遂擅于搜刮三焦焦膜内的瘀血水毒，凡是属于三焦焦膜瘀滞严重的患者，甘遂剂都是可以考虑的，这就等同于"开山虎"的作用，先给清理门户，解决人体"垃圾废物"混乱无序的主要矛盾，随后治起来也容易许多。所以对于很多热衷于"扶阳"的同学，我经常会提醒他们："甘遂为附子之师，亦是附子之贵人！"不敢、不会用甘遂，急重症医学你永远都有一道迈不过的坎儿。

要注意，甘遂对应的病位偏重于三焦焦膜，大黄的病位偏重于消化道，甘遂偏水分，大黄偏血分，二者合用的力量不可小觑。另外记得甘遂要研末冲服，不入煎剂，甘遂久煎就失效了。如果患者痰湿瘀血都很重，伴有明显的郁热倾向，可以考虑十枣汤或控涎丹与桃仁承气汤的合方。《千金》里的芒硝紫丸方也不错（芒硝、大黄各四两，半夏、甘遂各二两，代赭一两，巴豆二百枚，杏仁一百二十枚）。因为本身都是攻下峻剂，如果有人服完后上吐下泻止不住的话，可以用桂枝去芍药汤，把生姜换成干姜，大枣、甘草多放点儿；如果患者素体津血不足，我们可以效法《金匮》里的大黄甘遂汤，合上阿胶和人参。

　　注意一下条文后的调服法："得快利，止后服。"当遵此明训，前贤有经验记载，如《伤寒百问歌》云："陷汤下之病不去，毒气小攻及结聚。枳实理中调其气，次疗诸疾应手愈。"认为当服理中汤加枳实善后，也有人认为当服半夏泻心汤，实际上也不能看死，临证还当以变通为要。

　　接着看看大陷胸丸。"但头汗出，余处无汗，剂颈而还，小便不利，身必发黄"，都是焦膜病所引起的连锁反应。方中葶苈子偏走上焦膜腠，主通泻壅实肺气以通调水道、逐水攻饮，如《金匮》葶苈大枣泻肺汤。《神农本草经》记载白蜜具有"主心腹邪气"之功，同时在配合应用峻猛毒性药物时可"安五脏""益气补中"，并"止痛解毒"。这与仲景在十枣汤中应用大枣有着异曲同工之妙，与白蜜类似，《神农本草经》中同样记载大枣具有"主心腹邪气""安中养脾""和百药"的作用。杏仁在这里也可以降气逆，辅助祛水饮。

● 《流感下的北京中年》选评

耕铭按：

从不可承受之重到不可承受之轻……

生命诚可贵，医学尤难精。

精研伤寒妙论，洞悉仲景奥义。

提炼中医核心，紧握日月旋转。

以下是微信里摘录的患病过程全记录，想一想，如果一开始就交到我们中医手里，结果又会怎样？

1. 流感

女儿："姥爷不听话，光膀子，感冒啦！"

12月27日（星期三）

下午，阳光灿烂，岳母打开主卧窗子通风。岳父忽然来了个念头，一定要同时打开厨房窗子南北对流通风，并且坚持不穿上衣，吹了半小时。期间岳母两次要他穿衣服，一次让他关窗，均被拒绝。

当时我也在家，为了避免矛盾，我没有径直去关窗，故意和岳母打了个招呼："妈，我把窗关了哈！"

岳母还没说话，岳父说："不得（dei，三声）！"

耕铭按：不信不行，有的时候命数已到的人要走谁也拦不住。我的高祖父在临终前看到了自己曾经逝去的亲人，让我奶奶去给他们拿板凳坐，自己则从炕上一头跪到了地上……

岳父开窗和不穿衣服和他的习惯有关。我们南方人冬天在家都穿羽绒服，我结婚前第一次去黑龙江惊掉了下巴：外面 -20℃，屋里 30℃；家家都开窗，人人小背心。

耕铭按：体质问题，尤须注意。

但北京不是黑龙江，屋里只有 21℃。今年又没有下雪，流感肆虐。岳父表态后，我习惯性沉默，检查 3 岁的孩子已经穿上羽绒服后，自己裹上衣服回屋去了。

12 月 28 日（星期四）

岳父开始感冒流涕。

岳母："吃点感冒药吧。"

岳父："我这身板，没事。"

岳母："打喷嚏你挡着点，别喷到孩子。"

岳父大怒："这又没啥病毒！"

耕铭按：表邪初犯太阳，出现较为明显的卡他症状，此时一付桂枝汤即可解决问题，成本不过三四元。奥田谦藏曾特地指出：太阳病外证未解，不可冰也。此时切记不要滥用寒凉打压疗法，否则势必会留下日后的诸多隐患和不必要的麻烦。

12月29日（星期五）

岳父开始发烧，愿意吃感冒药了。

孩子继续跟姥爷黏在一起。我感觉不对了，和夫人商量带孩子出去住酒店。夫人不同意，因为孩子上幼儿园后一直生病，外出怕有病菌。

又问能不能让岳父、岳母出去住，夫人还是不同意，说是爸爸发烧了，需要在家照顾。

我问："感冒会不会传染？"

夫人答："我也担心"。

"传染"这个词需要定义概念。有人，比如我，认为接近100%会发生。而另一些人，例如我夫人，认为只有20%的概率，而且自己孩子还绝对不在这20%之中。

耕铭按： "发热恶寒发于阳"，既然在太阳，麻桂剂解表即可。

12月30日（星期六）

岳父挺不住了，去了通州民营医院甲。

为啥会到这个医院呢？因为小孩进幼儿园前到这个小医院体检过。老人觉得位置近，不排队，反正异地医保也报不了多少。东北老国企，现在的医保大概只结算到2014年的，即使批下来的报销额度，也得等几年才能拿到现金。

医院验血后开了3天输液，消炎药用的是头孢。输液后，岳父症状有所改善。

耕铭按： 不可被表象迷惑，输液消炎后表阳被郁邪不得外透，掩盖了正邪交争的态势，患者自然自觉"改善"，但长久下去，只能是欲盖而弥彰。

我当时还和朋友开玩笑："美国人感冒，看个大夫150美金，看完让你回去喝水。中国人感冒，看个大夫5元人民币，输液1000人民币。继房价之后，医疗价格也在赶超美国。"

后来才发现，这只是个零头。

当晚，岳母和孩子中招了。

小孩下午开始发烧，晚上嚎了一夜。岳母晚上带着孩子也没睡好，第2天自己也发烧了。

12月31日（星期日）

送岳父去输液时，医生强调患者和家人要戴口罩，避免交叉感染。这次岳父总算是听了。

这非常重要！

不要小看几分钱一个的医用口罩，全家人戴好遮住口鼻，坚持戴，对于阻断流感非常有效。没有这口罩，我很可能就写不了这篇文章了。夫人在网上买了300个，开玩笑说可以用一辈子，结果我们用、亲戚用、白天用、晚上用、屋里用、屋外用，20天就用完了。

当晚孩子发烧被控制住，但岳母继续发烧。

耕铭按： 不仅仅是从外界阻断感染，更要从体质入手。建议家中常备桂枝汤或补一大药汤，病家宜服，无病亦可预防。扶正祛邪，温通经络，此之谓"正气存内，邪不可干"。

1月1日（星期一）

岳母早上决定也去甲医院输液，我赶到医院付款。老人要在家附近的连锁酒店入住。我觉得酒店条件不行，但老人们认为离家近。房间在酒店一层，老人觉得温度不够，开启了空调加热。当晚岳父就睡得不好，到凌晨才睡着。

孩子不再发烧了。

1月2日（星期二）

岳父3天的输液已经结束，但精神状态明显没有12月31日好。

孩子的状态也很奇怪，早上从9点睡到下午1点半。这是此前从未发生过的。

岳母输液后有好转。

耕铭按："少阴之为病，脉微细，但欲寐"，老人已经处在阴性体质的过渡阶段，加之输液后表阳被遏，有急转少阴的隐患。

1月3日（星期三）

岳父承认病情恶化，不再硬挺了，决定再去甲医院拍X光片。

拍片显示肺部有小部分感染，验血白细胞低，心电图基本正常。医院换用阿奇霉素输液。

晚上岳父精神略有好转，但继续发烧。不愿意盖被子，裹着大衣躺在床上睡。

耕铭按：这里的肺部小部分感染实际上是《伤寒论》中所讲的"心下有水气"，抗生素使用太频导致内生寒饮同时表邪郁里化热，不能排除有太阳传入少阳的趋势。有使用小青龙汤合柴胡剂的机会——解表、化饮、截断。而继续使用抗生素治疗势必会加重表邪内传趋势。

1月4日（星期四）

岳父早上自行驾车去医院输液。

晚上我见客户回来，岳母对我说："你带他去医院做个 CT 吧，严重就住院。老这样我不放心他，也担心他传染给孩子。"

2. 急诊

1 月 4 日（星期四）19 点，乙医院

赶到离家最近的乙医院做 CT。医院大夫听诊后觉得情况严重，化验的结果让她更为不安：

①CT：肺部大面积感染。对比 36 小时前的 X 光片，病毒扩散迅猛。

②咽拭子：甲流、乙流都是阴性。表明没有感染甲流或者乙流。

没有阳性，不一定是好事，患者可能感染了未知的强病毒。

学医的人一眼就知道这意味着什么，而我要到半个月后，才知道"未知病毒"的残酷。

当即要求住院，大夫表示没有床位，而且病情严重，建议去大医院治疗。当时对乙医院还有些意见，现在想起来，识别出严重情况，不耽搁是对的。

（事后我们仔细看病历，发现乙医院写的是"患者自愿要求转院"，这与事实不符。）

于是疯狂地四处打电话，问任何可能和医院有关系的朋友。一通电话打下来，才发现医院不是饭店，出钱也没有床位。流感袭击下，北京呼吸科床位极度紧张，几天能排到就算不错了。一位朋友建议去呼吸科实力很强的朝阳医院看急诊，先把病情稳定住。

耕铭按："未知病毒"的出现实际上是建立在已知误治基础上

的。肺部大面积感染，预示着表邪完全入里。当下考虑应该是三阳合病，有使用小青龙汤合柴胡剂、麻杏石甘汤的机会，重点病位——上焦肺系焦膜病，病性——三阳，还有挽回的机会。

1月4日（星期四）21点，朝阳医院

21点赶到北京朝阳医院。此前，我一直觉得朝阳医院就是区级医院，没想到这么厉害。发热不能直接挂号，要先去护士站。护士一听情况严重，让先去问大夫能不能收治。

先到了最靠近心电图间的1号诊室。我们取出CT片，说情况严重，希望他能帮忙安排个床位。

这位大夫属于推诿圣手，连连摆手说："我不看片子。不看、不看、我不看！你们今天都输过液了，我也不能给你再输液。明天早上来化验，是否有必要住院等化验结果。"

被推诿后很不爽，患者疼得不行，你号都不让挂。我连法院都投诉过，但在医院还是得求着，不能轻举妄动。但也不能听这个医生的话回家，坐在急诊区继续给各位朋友打电话找床位。

猛然看到2诊室是空的，后一个患者叫号后没有及时进诊室。我冲进去又把情况说一遍，2诊室的腾大夫人很好，看了看片子，知道患者情况严重，说："你们先挂号做心电图吧。"

有了腾大夫这句话，松了口气。

挂号→去护士站量血压→做心电图→2诊室大夫详细看片问病情→开化验单→交费→抽血。晚上急诊挂号、缴费处人之多就不提了。

第一次看到抽动脉血，一个细如发丝的针，摸着抽。抽完后24小时不能见水，不能提重物。

1月5日（星期五）凌晨，朝阳医院

0点，我和岳父回到朝阳医院。一项检测结果在ICU取，第一次看到ICU，看到门口目光黯淡的家属，没想到隔两天我就成了他们的一员。

腾大夫看了化验结果使用莫西沙星、多索茶碱、甲泼尼龙、阿昔洛韦等药品输液，并配合吸氧。

我当时对吸氧很不理解："感冒为啥要吸氧？"

后来才理解：①感冒只是个撬锁贼，把人体免疫系统的大门打开。②肺炎这个强盗紧跟着冲了进来，把肺部撕得面目全非。③肺功能被削弱。呼吸正常的空气，已经不能提供足够的氧气。④吸入纯氧，功能受损的肺才能给人体提供最低限度的氧气。

原预期3小时输完，我也和岳父说了不要着急，但岳父已经很疲倦了，着急回酒店躺下休息。他自行调节，1小时就输完了。凌晨的输液区还有不少老人孩子在输液，仿佛魔鬼就在这里游荡，人的精气神都被吸干了。

耕铭按：第一次开始使用抗病毒类药物，同时也使用了激素甲泼尼龙。滥用抗生素和激素的势头不减反增，如此发展下去，阳气损伤更甚，势必会出现三阳急转三阴的趋势，一旦陷入三阴，就要做好去ICU的准备了。我们中医治病，一定要把扶正摆在首位，恢复人体的功能比祛邪更重要。

1月5日（星期五）上午，朝阳医院

在酒店睡了5个小时，早上7点半起床赶往医院，等待8点钟医生查房并可能安排住院。此时犯了个错误，岳父执意要走过去，我们也按惯性顺从。但都要吸氧的人了，肺部随时可能不能提供足够氧气，走路是非常危险的。患者不能认为没事，亲人也不应该掉以轻心。吃不准的情况下，越保守越好。

岳父到了输液区开始吸氧。焦急无奈等到9点，医生开始巡查病区。我们询问是否可能安排住院，大夫表示要10：30左右才能知道是否有床位。

岳父坐在椅子上已经很难坚持了。此时朋友帮我们在丁医院（朝阳医院是本文的丙医院）联系上一个床位，预计有患者下午1点出院。我们决定转到丁医院，理由是：①丁医院有朋友，一些小事容易协调。②朝阳医院床位很紧张，输液区外面还有几个白发苍苍的老人躺在移动病床上等床位，当天估计排不到。

当时没有考虑到一个很重要的问题：丁医院虽然也是三级甲等，但呼吸科并不突出。

我们对岳父的病证估计还是太乐观了：北京的三甲医院，还治不好感冒？

告诉朝阳医院的大夫讲了要转到丁医院，大夫很尽责地问为什么，要我们确定好床位，建议我们使用救护车。我们仍然没有意识到严重性，不但没使用救护车，岳父还和我再走了500米，10点回到酒店。

在酒店躺在床上休息，原定休息到12点再去丁医院。但岳父在11点就哼哼，我问岳父感觉如何，岳父表示"还可以"。一个硬老汉说"还可以"，和女人说"你看着办"差不多，都不是什么好消息。

3. 住院

1 月 5 日（星期五）中午

下午 1 点，在朋友帮助下如期躺在了病床上，觉得放心了。呼吸内科心电监护仪全部占满了，朋友帮忙从别的科室借了一台仪器用于监测岳父。

手续办完，护士开始抽血，刚准备抽动脉时，岳父情形激动："早上刚抽完，化验结果你们都有，怎么又抽动脉血？"把小护士吓傻了，赶忙道歉，说："我去问问大夫，看是否可以不抽动脉血。"

看来，抽动脉血应该是极疼的。

都住进三甲医院了，我也安心了，开始继续筹划 4 天后前往拉斯维加斯参观 CES 消费电子展。

1 月 5 日（星期五）下午 14 点 30 分

大夫把我叫出病房面谈。

大夫："从你们的片子来看，肺部病毒扩散很快。如果病情急转直下，变成'大白肺'，需要上有创呼吸机支持。我们院 ICU（重症监护室）只有 6 个床位，我不能保证你们有床位。"

我心里琢磨，这是"股市有风险，投资需谨慎"的惯常风险提示吗？

再请教大夫："感冒这么严重啊？"

大夫一听这问题，就知道我是个小白。回答说："你知道 SARS 吧，所有人都知道是病毒性肺炎，但没有针对性药品，其他抗生素再怎么加大剂量也无效。现在你岳父被未知病毒感染了，扩散很快。除了甲流、乙流等常见病毒外，大部分病毒都没有特效药。最终需要患者自己的免疫系统发挥功能，击败病毒。现在病毒凶猛，如果在病毒自限之前，肺部不能支持呼吸，就需要上呼吸机。"

耕铭按：可以看出，在疾病治疗层次上，中医和西医的治疗方针完全不在同一频道上。可以说，因为现代医学在诊断和病生理研究上的极端优势性，造成了西医临床治疗上的极端分化与矛盾性，也就是所谓的"拆了东墙补西墙"。

问大夫："您有啥建议吗？"

大夫说："你们问问，看能否转到朝阳医院或者协和医院吧。"

我一听晕倒，早上从朝阳医院出来就是因为挤不上床位。昨晚协和医院也请朋友问过，全国多少政商高层关系在盯着，根本没法安排。

厚着脸皮再问："这两个医院的床位都找过人，没办法。您的意思是预先联系这两个医院的 ICU 吗？"

这又是一个外行的问题，大夫只好说："大医院的 ICU 床位比普通床位紧张得多。我只是说了一种可能的情形，我们大夫和家属一样，希望患者迅速好转。但你们和我们都要做好准备。"

谈话结束后，和夫人电话沟通。我们偏向于大夫是按惯例进行风险提示，也没太在意，但夫人让我取消美国行程。开始退机票、退酒店、退电话卡、退保险，答应帮朋友办的一些事情也办不到了，一一联系解释。

1 月 5 日（星期五）下午 17 点

大夫给了我一张处方，让我去别的医院买"达菲"。

我奇怪了："三甲医院没有达菲？"

大夫说："我这里没有。周围几个三甲医院你可以试试，朝阳医院肯定有。你运气还算不错的，北京紧急调了一批货源。前段时间，要是不够级别，全北京你都找不到一盒。"

下一站直奔朝阳医院。开药先要挂号，但我没发烧，护士不让我挂号。只能又冲进去找大夫，说早上才从朝阳医院转出的，求开一盒。

大夫问："为啥转出？"

我答："朋友联系了个床位。"

大夫说："哟，这么快有个床位。去挂号吧。"

于是挂号，排队，开药，缴费，取药。220元一盒达菲，70元挂号费。想多开些，朝阳医院不同意，自己的患者都不够用。

晚9点离开丁医院回家，到通州已近11点。从前一日6点出门，已忙乱了28小时。

家里岳母眼睛通红，夫人自己担心不提，又安慰了会儿岳母。

我只问了一个问题："小孩有没有发烧？"

1月6日（星期六）

夫人一早赶往医院，让我在家睡觉。10点给我电话，说大量输液情况下高烧不退，最高39℃。另一位大夫再次讲述了要做好转院进ICU准备，并要求24小时陪护。

大夫安排一小时测一次体温，记录所有"出量"，即大小便量。当晚，岳父的尿量少。一次少只有20mL，多不过50mL，医生担心肾部也感染了。

医生又和我谈了一遍。常识认为病毒性肺炎致死率不高，但实际上病毒性肺炎会引起很多并发症，最终死因归于其他病证，患者和家属都不能对病毒性肺炎掉以轻心。

21 点体温 38.5℃，医生说病房没有盐水不能输液了，先用些退烧药。

服药后，体温降低到 37.4℃。

岳父服药后出汗，不愿意盖被子，被查房医生制止后依然不服气。医生走后，岳父要求脱掉上衣裸睡，被我拒绝。

耕铭按：果不其然，患者急转少阴，此时的汗出和不愿意盖被子，都是阴盛格阳、虚阳浮越的表现，但这并非单纯的少阴病，前面的病理基础不能忽视，治起来并非麻附辛、四逆辈那么简单。可以看出，患者还是有表证的，但经过一而再、再而三的误治，已经出现了心部于表之大阳的重度虚损，加之素有的上焦肺系焦膜病，给人感觉一团乱麻。

1 月 7 日（星期日）

5 点，岳父下床洗脸，我们拔了监控仪器，很快大夫就冲了进来，说是系统报警没心跳了。

7 点，各种外卖都没上班。在医院旁边买了粥和包子，岳父胃口明显好转，体温稳定在 37℃左右。我们松了一口气。

9 点，夫人过来换班。岳父和孩子微信视频了会儿，告诫孩子要听话，多穿衣服不要感冒。孩子问："姥爷打完吊针就能回家吗？"老家的亲戚也已从东北起飞。我到旁边酒店开了个房，睡了2 个小时。

11 点，回到病房。夫人说："隔壁病房的刚才心脏骤停，送ICU 了。"

心头一惊，问出事前患者是否高声喊疼？

"没有，又不是拍电影。患者的几个家属一起出去吃饭了。隔壁床忽然发现监控仪上心跳没了，以为是仪器坏了，想和患者说，却发现患者双目紧闭。隔壁床大喊，大夫也从监控中发现了，瞬时一群人冲进病房。昨晚负责岳父病房的大夫，本来9点就可以走，刚准备下班，又进ICU看患者了。"

当时就感叹：

①有朋友还是好，能从别的科室借个心电监控仪。没有监控仪，即使有空床医生都不敢收岳父这样的重患者。

②不能让孩子学医。

耕铭按： 如果是我的孩子，我会从小教他中医，造福惠民，功德无量。

1月8日（星期一）上午 丁医院

睡了一觉，爬起来联系了几个客户。亲戚反馈的消息还不错，一整天没发烧，早上胃口也很好。

耕铭按： 连续9天输液灌注抗生素，并且用退烧药出汗，胃口还会很好？耕铭觉得情况不容乐观。

11点夫人来电话，告知早上彩超的结果很不好。一线抗生素都用了，但病毒没有控制住，继续扩散，整个肺都已经被病毒占据。普通的鼻导管供3L氧量已经不能支撑，开始用面罩吸氧，开到10L的氧量，勉强将血氧维持在90。丁医院大夫集体讨论后，考虑到昨天隔壁病房心脏骤停的案例，正式建议我们转院，而且要求直接进ICU。

丁医院呼吸科主任很尽责，亲自帮忙问了朝阳医院等多个机构，但ICU全满。最后联系上全国知名的戊医院，正好下午能空出

2 个 ICU 床位。主任在联系时特别强调了 "家属配合"，看来我们在医院的表现还可以。

4. ICU

1 月 8 日（星期一）下午 戊医院

一到戊医院，直接送进 ICU。护士一声令下脱光，所有衣服都给扒了扔出 ICU。岳父当场没了脾气，乖乖听话。

ICU 不让家属进，每天只有下午半小时探视时间。

我晚上赶到的时候，夫人说 ICU 条件很好，见过的医院只有美国治疗埃博拉患者时用的埃默里大学医学院（Emory University Hospital）能匹敌。每个患者都专门有护士 24 小时看护，医护人员数大概是患者人数的 4 倍。无创呼吸机已经上了，血氧量回到 90 以上。而且有创呼吸机、人工肺（ECMO）都有，万一病情恶化，人应该也能抢救回来。

报完喜，自然就该说 "但是" 了。她签了一大堆文件，各种治疗手段，看了脊柱都发凉。虽然大夫反复表示非必要不使用，但人肯定要遭不少罪。

此外，ICU 的费用大概是每日 8000 ～ 20000 元，我们要努力挣钱。

1 月 8 日（星期一）晚上

从医院回家后，在下面给车充电折腾了会儿，进门一看夫人正在和孩子玩，竟然没有洗澡。忙问洗手洗脸了吗？答洗手了，没洗脸，因为回来就换了个口罩（在医院用的口罩在家不能用）。我马上要求：先洗澡，才准接触孩子。严格执行！

过了一会儿，孩子忽然开始咳嗽了。

我无比紧张，万一传染上可咋办。后来夫人和岳母说她们的压力更大，要是孩子传染上，不知道我会怎样发神经。

1月9日（星期二）

早上起来，孩子没有发烧，白天也没太咳嗽。大家都松了一口气。

夫人脸色不佳。说一晚没睡，身体上很困，心里很焦虑。不知道病啥时候好，不知道要花多少钱，感觉分裂成两个人。我嘻嘻哈哈安慰了会儿。

岳母在下午探视时段进了ICU。岳父精神奕奕，向岳母表示："我这身板没问题。"岳母表示她代表全家，相信岳父的身体，相信岳父能够在ICU病友中第一个转到普通病房，在所有病友中第一个回家。

耕铭按：此时若考虑九鼎归宗饮加减或许还有挽回的机会。

1月10日（星期三）

岳父在ICU的8个病房中，被从较大的病房转移到最小的病房，体温和血氧指标也相对平稳。探视时，岳父还抱怨医院的饭菜不好吃。

耕铭按：是胃气来复，还是胃气将绝？存疑。

我晚上很乐观地给岳母解读："最小的ICU病房空间不大，大夫在那里给他做手术很不方便。把他移到那个房间，估计是大夫认为他恢复不错，没有手术必要。"

又说了A病房的情况。患者进入ICU时已经插管了，一根管子从嘴里插到肺部，直接提供氧气。今天上午大夫建议A病房上人工肺，由于后续开销大，家属没有马上同意，而是四处打听，得到的信息不乐观：

①效果不好说。当然有治好的，更多是没有治好的。

② ICU 有位 30 多岁的大夫，抢救患者时被传染上肺炎。最终上了人工肺也没能救回来。

最终，A 病房决定只插管，不上人工肺。

夫人说："如果爸爸真到那一步，即使知道大概率没用，只要有 1% 的希望，我也得上啊。不花这钱，我余下一辈子都不会心安的。"

耕铭按：是不是愚昧，还真不好说。但可以肯定的是，这种痛苦与纠结源自于最初的无知。

5. 插管

1 月 11 日（星期四）下午

下午 3 点，刚和客户微信组群聊完，夫人急电："今天拍片结果还是不好。医生决定插管。插管后会注射镇静剂，人就不能说话了，你赶快送姥姥到医院来，我让医生务必等着。"

一进 ICU，岳母哭着对岳父说："我没照顾好你，你不怪我吧。"岳父说了手机、银行卡、股票账户的密码，但也不想增加家人的心理负担，没有当作临终时刻来对待。

夫人有不好的预感，强忍着悲伤问岳父："爸，你还有什么要说的吗？"

岳父停了些许，费力地说："继续治吧。"

人的一生，谁会知道自己最后一句说的是什么？

（插管说明病已经很重了，但医护人员不会、也不适合提示患者留遗言。万一不幸走到那一步，建议家属和患者珍惜机会，我们希望这不是最后一次，但谁又知道呢？）

1 月 11 日（星期四）晚上

晚上，夫人先通知了岳父的 4 位兄弟姐妹，告知病情，让老家人也有个心理准备。再通知了岳母的 6 位兄弟姐妹，两个姨马上表示到北京支持我们，帮忙看孩子。

我们讨论了一直回避的三个问题：

①病情

直到现在，都查不出被什么病菌感染了。体温总体来说不算高，人的精神也不错，就是每次拍片肺部都是急剧恶化，没有一点儿好转。每个医院都反复问肺部以前是否有过病证，一遍一遍地说没有，医生一遍一遍地问，看来肺部异常恶化，情况很不乐观。

耕铭按：陆渊雷曾说："中医不能识病却会治病。"同样是诊疗技术，中医在某些方面已经足够能秒杀西医。

②术后

大夫说如果救回来，最坏的情况需要长期卧床吸氧，好的情况能够大小便日常生活自理，但肯定不能做体力劳动，也不能出去玩了。

好的情况可以接受。如果需要长期卧床吸氧，岳父自己很痛苦，岳母后半辈子护理的压力很大，我们也不可能做重大的改变。

耕铭按：所有治疗的核心都应在维系生命质量方面做根本打算，患者失去了生命质量，就如同死一般地活着。

③费用

插管后 ICU 的费用直线上升。预计插管能顶 72 小时，如果还不行，就要上人工肺了。人工肺开机费 6 万，随后每天 2 万起。我们估算了下，家里所有的理财（还好没有买 30 天以上期限的产品）、股票卖掉，再加上岳父、岳母留下来养老的钱，理想情况下能撑 30 ～ 40 天。

耕铭按：生命不可承受之轻，负担不可承受之重。我始终认为，掌握一门中医诊疗技术，是一种福报。而我们中医人所做的，只有传承与感恩。

6. 人工肺（ECMO）

1 月 12 日（星期五）上午 11 点

我还在写工作规划，岳母在医院急电："今早拍片结果还是不行，医生准备上人工肺。我也没啥主意了，你们啥意见？"

预计顶 72 小时的插管治疗方案，只坚持了不到 17 小时。昨晚受到重大冲击，根本没来得及看人工肺的信息。我问："大夫有说治愈概率，以及愈后预期恢复情况吗？"

岳母说："没有啊。就说 10 分钟以后听我们回话。"

我从不怀疑戊医院大夫，特别是 ICU 大夫的仁心仁术。医院在核心地段建的如此豪华，也不会为了钱增加患者开销。但给我的信息太少、决策时间太紧，作为家属确实是难以接受。

夫人作为女儿肯定是要上的，我原则上也不反对。但有两个后果要考虑：

①家庭抗冲击能力。

如果钱花光，女儿、夫人、岳母和我自己以后就扛不住任何的冲击，再有人生病，ICU 的门都进不去。

②愈后情况。

如果救回来要卧床吸氧，对岳父的生命意味着什么、对岳母的生活意味着什么、对我们和孩子意味着什么？

耕铭按： 建议选择中药保守治疗，这应该是最后的希望。

1 月 12 日（星期五）下午

戴着口罩见完客户后，赶在探视时段最后几分钟进了 ICU。岳父从小病房移到了大病房，全身上下都是管子。

脑后、右手、大腿侧有手指粗的管子导出血液。血浆、营养液、消炎药品等四五个瓶子，通过不同的导管从身体各处不间断地注入。护士在严密地监控各项指标，十几分钟就要加注一些药剂。岳母没有勇气去揭开被子，估计下面也全是管子。

岳父已被镇静，任何的自主动作都可能导致血管和人工肺的连接被断开。只有监控仪上的心电图，表明生命的迹象。

探视后，我等着医生交流病情。主治大夫开会忙没时间，负责本床的住院医师和我进行了沟通。

本人："请问治愈的概率？"

住院医师："不好说，看患者情况。如果是做心脏手术，只是术后短期需要人工肺支持的，概率会高些。如果患者体质较好，治愈的概率也大些。"

本人："贵院此前大概的治愈概率？"

住院医师："我是轮岗到这个科室的，这个情况不清楚。对患者来说，概率意义不大，关键是个人能不能救回来。"

本人："患者目前情况如何？"

住院医师："不太好，他前后经历 5 个医院，现在感染上了医院的一些耐药细菌。我们已经给他上了最强的抗生素——万古霉素，但还是在恶化。"

耕铭按：抗生素作用越强，对胃气的摧残越强；胃气虚弱、脏腑虚衰者，法当禁用抗生素，往下已经"走火入魔"了。

本人："请问治愈的患者，术后生活基本能自理吗？"

住院医师："每个患者都不同。有些患者能够生活自理，也有患者需要卧床吸氧，也有不巧感冒引起感染，又送回 ICU 的。"

1 月 13 日（星期六）上午

从医院得到的信息缺乏数字，只能自己挖掘信息了。

人工肺，英文 Extra-Corporeal Membrane Oxygenation，缩写为 ECMO。顾名思义，就是将血液导出，由机器在体外代替肺的功能，将氧气交换到血液中，然后再输回人体。开始用于心脏手术，非典后我国也逐步开始用于支持危重呼吸患者的生命。

现任台北市市长柯文哲（柯 P）最初名声大噪，就是因为他在台大医学院期间使用 ECMO，将心脏功能丧失的患者生命维系了 16 天，然后进行心脏移植救活。

ECMO 本身并不消灭肺部病毒和细菌。医生的方案是用"焦土政策"与病魔对抗。举例来说，蝗虫扫过农田时寸草不生，但草没了，蝗虫也随之死亡。现在肺部的病毒就像蝗虫，肺部肌体就像农田，治疗战略是让病毒侵蚀，等肺部都被占满了，病毒也就死了，医学上叫"自限"。等病毒死了，ECMO 依然维系着患者的生命，然后肺部慢慢恢复，逐渐能够给其他器官供给氧气。

接受 ECMO 治疗的患者，存活概率大约 30%。

术后患者有能够生活自理的，但网页上翻来覆去就是那几个案例。我估计在存活患者中占 10% ～ 25%。

也就是说，活下来且能够生活自理的概率：3% ～ 7.5%。

耕铭按：读到这儿，相信你也已经意识到，西医自始至终没有考虑扶助正气。患者死活好像与 ICU 的治疗已经没多大关系了，中医上来二话不说，赶紧扶阳！

7. 求血

1 月 13 日（星期六）中午

接大夫通知，要求组织献血。

1 月 13 日（星期六）下午

看了下我家这几个人，两个高度近视，余下几位都年近 60 岁，而且近期人也很疲惫，献血后出现意外更麻烦。

病区就有人报价提供血，1000 元人民币 100mL。一方面觉得贵，另一方面不确定是否靠谱，决定自己求。

先问在学校任课的老师，有没有学生愿意献血，200mL 我们补贴 1500 元营养费。老师说："学生都放假回家了。"

接下来发动各种关系。特别感谢如下人士的支持：①外甥单位领导。看到外甥发出的消息后，转发全公司，删除了我们补贴营养费的信息，改为公司补贴。而且领导还亲自为我们献血，非常感谢！②外甥单位的同事。可爱的北京女孩，一听说需要用血，穿着睡衣裹上羽绒服就出门了，自费打车来回，没要我们一分钱。③同学单位的同事。一听消息，不等孩子爸爸回家，就带着孩子出门来献血，不要钱。④三位同学。看到夫人在天津读书的堂妹发出的朋友圈后，一位从南城坐车 1.5 小时，另两位从天津赶到北京献血。⑤四面八方前来支援我们的朋友！

一半献爱心的朋友都抱怨献血车工作人员态度恶劣。

为了我们，你们受委屈了，对不起！

我自己的经历也是如此，上了一辆献血车，就想确认献血额度，马上被轰了下去。献血车严禁拍摄朋友签字后的《北京市互助献血申请书》，原因不明。

当天拿下 2000mL 血，心想 80kg 的人总共约 6400mL 血，应该够用了吧。献血证送到血液科后，告知 ICU 有了额度，马上提走 600mL 血浆，相当于 1200mL 血。我和夫人一愣，费了老大劲，不够 2 天用。

ICU 解释：人工肺在体外氧和过程中，会导致凝血因子的变化。凝血因子用于修补血管上的微小创伤，手指刺破了，血液会凝固堵住出血处，而不会失血过多，就是凝血因子的功劳。凝血因子本身又有多个子因子，用药物不好调整。

如果凝血因子过多，会出现血栓。

如果凝血因子过少，会出现脑溢血。

所以，需要不停地用大量人的血浆调整凝血因子。

耕铭按：胃气衰败，谈何"脾统血"？脾阳根于肾阳，当以扶阳为要，"天运当以日光明"啊！

1 月 13 日（星期六）傍晚

夫人在 QQ 上输入了"互助献血"，出现互助献血群。加群后，马上有人加好友沟通。

再打了几个电话给两处献血车旁发小卡片的人。

结果都是：1500 元人民币 400mL。

这是"物价局"统一定价吗？

对这些人，献血车工作人员的态度应该不错吧。

8. 传染

1 月 14 日（星期日）上午

凌晨，我开始连续咳嗽。

4 点，服用蒲地蓝和消炎药后未有缓解。

8 点，一阵剧烈咳嗽，感到胸痛。

心想：完蛋了，这不是被传染了吧？！

耕铭按："阳气者，烦劳则张"，自身正气不足，怎敢滥用消炎药？

1 月 14 日（星期日）中午

挂了急诊，和大夫讲明可能被呼吸科 ICU 患者传染了。

大夫问："甲流、乙流？"

我说："不知道啥病毒。血、肺泡、胸腔积液的所有检查都是阴性，但几天就变成大白肺了。"

大夫把口罩好好稳了稳，确认遮住了鼻子，开下检查：CT 胸部平扫、验血、咽拭子。

还好，一切正常。

走出来，冬日的太阳都是那么和煦温柔。

9. 生机

1 月 16 日（星期二）下午

夫人打电话，说拍片结果有好转。

从发病以来，每次拍片结果都是恶化，总算看到一点病毒自限的曙光。

夫人说住院大夫心情也有好转，探视时她一进去大夫就过来交流，讲了差不多半小时。此前，大夫讲 3 分钟冰冷的事实，就会主动离开，避开家属绝望的目光。

大夫预计明天做 CT。由于上了人工肺后，做 CT 远比拍片复杂，需要将患者移出 ICU 才能做，我们认为这是一个非常积极的信号，说明有好转迹象，大夫需要做 CT 验证。

耕铭按：好转可能是输血的结果，但持续不了多长时间。

1 月 17 日（星期三）中午

岳父的弟弟和妹妹赶到北京。

我讲了病因病情，提到前几天 A 病房的患者走了。

他们完全无法理解："北京就治不好感冒？"

这不是多喝水、多睡觉就能好的病吗？

耕铭按：不是治不好，而是一开始就误治了。刚开始不就是太阳表证吗？

1 月 17 日（星期三）晚上

夫人说 B 病房的患者突发脑溢血，大夫让转回小医院"静候"，否则每天在 ICU 也是烧钱。B 家属社会能力很强，居然几个小时就找到一位脑科专家到 ICU 查看了病情。但脑科专家也建议放弃，当天 B 家就转走了。

我心想：“这要是让我们转院，去哪里找关系呢？”

1月17日（星期三）晚上

岳母说，如果需要做非常艰难的决定，她去和医生说。

我表示自己也可以。

夫人偷偷和我说：“妈妈是怕决定不再救治，爸爸会不开心。万一有啥事，她帮我们来承担。”

我说：“我知道，但爸爸也不会对我怎么样的。妈妈有心因性心脏不适，在那种极端情况下，她自己能否挺住都不好说。”

耕铭按：胜负源于一心。一定要记住，这种时刻全家人的心性是相通的，是有因果关系的，这时候的治愈不单单是一个人的问题。耕铭曾经治过一例肺癌患者，因为家里人的分歧和不坚定，擅自把中药给停了。儿女们又不舍得花钱送去医院，结果老人不到一个月就走了……

1月18日（星期四）中午

岳母的两个妹妹赶到北京支援我们，帮我们看孩子。我们非常感谢，也提醒她们在家也要戴口罩。开始她们并不愿意，我反复跟她们讲：“我们天天泡呼吸科ICU，不是怕你们传染给我们，而是怕我们传染给你们！”再配上岳父全身管线图片，她们也就不再坚持了。

有她们来好多了。这3周孩子都没有下过楼，天天在家看《小猪佩奇》。以前一天只能看两集，现在一天能把所有剧集看两遍。

1月18日（星期四）晚上

夫人说岳父的弟弟、妹妹下午去ICU探视时，明显感到岳父情绪激动，努力眨眼睛想要和他们说话。监控当即显示心跳加快、呼吸频率飙升，医生赶忙加大镇静剂量，并让亲属离开病房。

耕铭按：虚阳浮越，阴阳将要离绝，镇定剂发挥不了任何实质性的作用。

我非常诧异，岳父是有知觉的？他镇静后不是应该没知觉吗？

夫人说："你不知道 C 病房的事？把大家都吓坏了。"

C 病房上了人工肺之后效果不错，肺部有明显恢复。医生决定"拔管"（把"插管"时深入肺部的呼吸管拔出），同时用人工肺支撑氧气供给。

拔管后，患者就可以说话了。一见到亲人，患者就哭诉："开始以为是做了噩梦，后来发现比噩梦还可怕。"

因为是真的！

患者虽然被镇静了，但什么都知道。

知道各种粗细的管子从不同部位插到自己身体里，知道血液在流出，知道是外面的机器在供氧，知道机器、血液有各种问题，医护人员忙来忙去在救她。

她一个人躺在病床上，知道自己在生命边缘，想喊喊不出，想动动不了。她已经失去了对自己的控制，只能一分钟一分钟地熬。

好不容易熬到拔了管，她滔滔不绝讲了好久，把他丈夫骂得狗血淋头，让他躺在床上来试试。

因为太激动了，呼吸频率上升，各项指标恶化。医生加大了镇静剂量，然后又给她"插管"。

C 病房的家属在 ICU 外面讨论这些事，旁边"明星护工"大姐见怪不怪："正常。很多患者出院后，都会打家人。因为实在是太痛苦了！"

而且患者认为：承受这种痛苦不是自己决定的，而是家人决定的。要是让自己决定，宁可死也不受这罪！

听完我感到非常内疚。在决定是否上人工肺时，我没有考虑患者的痛苦！

我以为患者是毫无知觉的，医生也从未和我们提过患者会有感知。

耕铭按：我姥爷快不行的时候，我是坚决没让送 ICU，对于那样虚弱而又绝望的老人，我们能做的只有将他的痛苦减轻到最小值，走也要安详舒坦地走。

我这时候，才理解昨天专家讲座视频里，大夫们频频提及的"谵妄"。意思是患者幻视幻听，严重的大脑皮质功能出现障碍。

我认真地和夫人说："如果我被传染了，或者以后有意外情况。绝对不允许给我上这个东西！"

夫人不能马上说 OK，这样显得太没有夫妻感情了，只是让我不要胡思乱想。

我坚定表示："有空了我就写遗嘱，制止花钱给我上刑！"

话说得坚决，但心里没底。

万一自己被镇静了：

①亲属想咋整我可没办法。

②医学上手段太多，不可能穷尽所有"酷刑"。

想来想去，只有减少保险额度，没钱了也就不会有人上刑了。

耕铭按：末法时代，自救是根本。还是自学中医吧！这应该是一项必备的生活技能。而当今的教育甚绝，放着如此重要的生活技能不学，却整天逼着"祖国的未来"们变着花样儿地死磕数理化，结果高考出来的孩子们个个都是"眼镜侠"与"读书机器"，12年的义务教育把孩子们的身体与心志糟蹋得一塌糊涂。当年高二有一个同班同学，大三的时候被查出恶性胆囊癌，手术后不到两个月就撒手人寰……想一想，生命的主动权究竟掌握在谁的手里？

1月20日（星期六）

预期周三做的CT一直没有做，我们有不好的预感。

早上去献血车旁陪同两位无偿献血者，冬日寒风中只有我和发小卡片的人在车下转圈取暖。我感慨用血速度太快，对方不屑一顾，说最多有人用了30000mL，单位组织了100多人献血。

我的姐夫打来电话，表示如果需要周转，他们可以支持一部分。我妈也微信说可以支援一部分钱，我回复："活着抓紧花，别给ICU。这里一天就是你一年紧巴巴过日子的全部开销。"

下午探视，还没进病房，隔着玻璃我就可以看到岳父在用力呼吸。问护士"这是因为自主呼吸增强了吗？"

护士摇了摇头。住院医师走过来，和我们说："我们设备已经开到最大转速4000转了，但他的血氧含量还在下降。只能靠肺工作增加氧气供给，所以你会看到他的呼吸增加。我们是不希望这样的，他胸腔已经有积水，压迫其他内脏，心脏功能受到影响。我们抽了两次，但情况还在恶化。"

岳母看了5分钟就离开了ICU，心里实在受不了，我们一同匆匆回家。到家，我说明天还是要去医院，把情况和岳父的兄弟姐妹交代清楚，让他们也有个心理准备。理论上岳母讲最合适，但岳母一说就哭，决定由我说。

10. 转院

1 月 22 日（星期一）

下午 4 点 30 分，夫人来电："今天做了 CT，结果出来了。大夫让家里能来的人都来。你马上过来，妈妈刚上地铁回家，二姑还在献血车旁，我都让她们赶快回来。"

1 小时奔到医院，一位此前未谋面的大夫已经在和家人沟通了，话很委婉，事实是我们预料到但不希望出现的：

①会诊认为医学上没有继续治疗的必要。

肺部全部被细菌和病毒感染，呼吸衰竭，肾功能衰竭，肝功能衰竭，消化道出血，蛛网膜下腔出血，低蛋白血症，高钾血症，高钠血症。

耕铭按：没有在少阴及时截断，病入太阴（腑气衰竭）、厥阴（脏气衰竭），这个时候六经已经传遍了，即将预示着《伤寒论》中"死，不治"的结局。

②建议患者转院。

留在戊医院当然可以，只是每天费用 2 万多。

让我们转出可以理解，每个医院都不希望增加自己的死亡病例，在各项考核统计上数字都不好看。

现在的问题是，没有小医院愿意收。

家属一起讨论了会儿，我又回 ICU，和一位男大夫沟通了 4 个问题：

问 1：是否可以做肺移植？

答 1：肺移植在整个呼吸系统健全，只是肺功能不良的情况下才可行。现在不具备条件。

问 2：是否可以把患者接回家？

答 2：有传染可能，不建议这么做。

问 3：能否在 ICU 停止治疗？

答 3：违背医学伦理和医生职业道德，不可以。

耕铭按：在国外，患者或家属可以申请安乐死，但在中国却行不通，尚未通过立法施行。

问 4：继续用药可能维系多长？

答 4：不好说，可能很长，可能很短。

家人都没有时间悲伤了，讨论了 1 小时，决定回老家的医院。老人不喜欢北京，让他从家里走。

当地医院一开始也不愿意接收，一是增加死亡病例，二是怕家属在本地闹事。我们马上找人，说明家属有心理准备，患者女儿在北京有正式工作，绝对不闹事。

有了担保，当地医院可能也想看看人工肺这套系统的实际运用，同意接收。准备出 ICU 床位，希望我们尽快获得戊医院诊疗方案，他们准备药品和器材。

赶忙回到医院，准备办转院手续，但院方不同意带走人工肺设备。

我分析说：

①院方不希望患者在院内死亡。

②我们感谢院方为减轻我家庭负担的建议，配合院方进行转院。

③患者离开人工肺系统，活不过 5 分钟。

④院方不让带走人工肺系统。

没有人工肺，大家都达不成目标。我们保证在患者离世后，第一时间按医院标准将人工肺设备送回。

大夫表示医疗设备属于国有资产，带出医院需要走流程，让我们明天早上再来协商。

11. 弥离

1月23日（星期二）

回到家不到3个小时，凌晨1点，夫人急电："大夫说爸爸可能只有2个小时了，你和妈妈抓紧过来，我请二姑去买寿衣了。"

人太疲劳了，没有开车，打车奔往医院。

车上，夫人又来电："大夫说如果心脏停止跳动，医学上可以采用电击等抢救手段，问家属的意见。"

我说："算了吧，爸爸已经受了很多苦了。"

电影上，患者会睁开眼睛，摸着你的脸庞，说最后一句话，让你照顾好自己。艺术温暖，现实冷酷。患者满头纱布、满脸胡须、全身管线、毫无知觉，只有微弱的心电图，不断报警的血氧和心跳指标。

我们自问自答，让爸爸放心，会照顾好妈妈，照顾好宝宝，照顾好自己。

虽然已经没有希望，医生还是要进行抢救，很快让我们离开了ICU。

凌晨3点，二姑帮忙买寿衣回来了，3600元。虽然事前在网上上也看过，但不到最后一分钟，不可能去买。而要用的时候，也不可能等。

亲戚告诉寿衣店主，人是因为感冒走的，还以为店主会很惊奇。谁知店主一点儿都不意外，说感冒已经害死好多人了，从发病到走时间都很急。

耕铭按：记得每年过年前我们村半夜都会有很多在土地庙旁放鞭炮的，我们那里盛行喜丧，大部分老人都是被感冒带走的。

天色渐亮，但并没有进一步的消息。没有消息就是好消息，医生的抢救延续了生命。

早上10点主治大夫和我们谈话，说最新检测表明肾功能衰竭，问是否需要透析。我们回答不必了。

谈话后，我去找太平间。凌晨夫人问过大夫，患者走了之后怎么办？大夫回说找太平间，走流程。

太平间在医院一个独立小楼，没有任何标志。

电梯只能到地下二层，下去后，两侧门紧锁，没有任何工作人员。回到地面，发现门上写了个联系人X的电话，打了过去。

我：我们希望人走了之后，尽快火化，请问程序？

X：患者走了之后，让科室给我打电话就行。是哪个科的？

我：请问大概时间？

X：你们要做3天、5天还是7天？

我：不做。回老家办，是否当天可以送火化？

X：只有早上火化，看你们时间了。

我：费用是否从医院押金里扣除？

X：不行，只收现金。

我：不走医院的账？微信支付可以吗？

X：不行，只收现金。

不走医院账，只收现金，这也太怪异了。

晚上和家人商议，大家都觉得有问题。二姑说前几天看到有人从医院正门直接把棺材抬到行车上的，让我直接联系殡仪馆。

马上给殡仪馆打电话，对方表示：只要你能把遗体从医院弄出来，就可以，不需要走太平间的流程。而且殡仪馆是政府定价的，不会漫天要价。至于太平间，大多数都是承包的。

我问："北京还能不让家属搬遗体？"

殡仪馆："关键是死亡证明，没有死亡证明，我们什么都不能做。"

我问："棺材随车能带过来吗？能派几个人帮我们抬一下吗？"

殡仪馆："有木棺，有纸棺，随车带。没人给你抬，花钱也没有，自己抬。"

挂了电话，想想承包太平间门道不少。不用拦遗体，就说人不在，办不了死亡证明。拖家属几个小时，家属也只能怂。

全家讨论了下，觉得戊医院不至于。负责太平间的部门可能有些好处，但医生不会做这种事。万一不让抬遗体或者不开死亡证明，先投诉，再不行就报警。

耕铭按：四个字儿——生死疲劳。

12. 回乡

1月24日（星期三）

ICU外一夜无事，预计还能有2天，于是早上从医院赶回家开车。碰上地铁限流，长长的队伍排不到头。

10 点到家，把所有衣服扔进洗衣机洗，冲澡还没有 2 分钟。

电话响了。

夫人："爸爸不行了，医生说这次真不行了。你和妈妈赶快到医院。"

①大夫通知进去看最后一眼时，真的就是最后一眼了。心跳显示为 0，心电图很长时间才有一点点起伏。

②随后就被请出病房，开始办手续。大夫一听家属要求走殡仪馆，一点儿没迟疑就说可以。

③急电我们取户口本。

④给殡仪馆打电话，向对方保证医院这边没问题，定了木棺。

⑤一位男子 S 表示可以帮忙穿寿衣，抬棺木，200 元。当然同意。

⑥再请了 ICU 一位男性护工 H 帮忙。

⑦医生确认患者死亡，撤下人工肺。护士用纱布填塞各处创口。

⑧遗体消毒。

⑨S 确实专业。让我们给患者剃须。寿衣不是一件一件穿的，而是套在一起穿的。而且各种配件的穿戴都有讲究，很麻利。夫人小松了一口气。

⑩意外出现了。腹部的一个创口，护士处理的不够严密，大量流血，寿衣都被浸透了。

⑪ 紧急打电话问老家先生，先生表示不能穿带血的衣服走，必

须换。

⑫ 本来打算再让亲戚跑一趟，S 说可以让人送到医院，马上定了一套，1800 元，是亲戚那天买的半价。

⑬ 护士再度处理创口。

⑭ 殡仪馆问：是否需要灵堂、追悼会、给遗体沐浴？回复都不要。

⑮ 衣服送到。再穿衣服，身体已经不热了，很不好穿。

⑯ 殡仪馆行车到。

⑰ 找医院的管理人员，打开后门的锁。

⑱ 去行车抬棺木。行车司机态度很不好，直接冲着夫人吼："你们为啥不走太平间！"（司机大哥，没走太平间你拿不到回扣，但至于这样对家属吗？？）

⑲ 把棺木抬上 ICU。

⑳ 将遗体放入棺木。

夫人后来对我说："你选一条堵车的路也好，否则妈妈看到遗体上的满身创口，不知道会哭成啥样。她前面埋怨自己没有照顾好爸爸，染上了这怪病；看到这样又会自责给爸爸上了人工肺，让他受了不少苦。尤其是后面创口没处理好，往外涌血。"

耕铭按：人死后最起码 24 小时以内是不能随意搬动或触碰的，此时它的粗钝肉体虽然死亡，但精微能量却还没有完全消失，而且极为敏感，这就类似于佛教里所说的中阴。这应该是脑死亡后开启的精微能量幻灭与重新化生的阶段，每一次变动对患者来说都是极大的恐惧与痛苦。有兴趣的可以看看史坦利库柏力克导演的

《2001：太空漫游》，它的结尾非常像中阴的教法。

选好骨灰盒，殡仪馆经办人严格核对了两遍信息，所有证件所有信息匹配，开始进入火化程序。

工作人员两次要求家属向遗体致哀，同时确认遗体为死者本人。然后所有家属随同工作人员到火化炉前，目送棺木缓缓滑向炉膛。

我们磕头，岳母和岳父的妹妹哭得无法站立。

候机时，夫人又哭。她和岳母取骨灰放入骨灰盒时，发现岳父骨髓都是黑的。这段时间治疗用药很猛，岳父没少遭罪。

耕铭按：骨灰发黑有两种可能：一是火化时有一些衣物或随葬品经过高温后粘连到骨灰上了；二是生前使用了较长时间的生化药物治疗，阴寒则凝，有损肾阳，久而久之药会渗透到骨质中，使骨灰发黑或发绿并且不易火化，常见于癌症、糖尿病等终末期痼疾患者。

1月25日（星期四）

凌晨出发。-31℃，北风5级。

我们跪下，夫人把泥盆举在头上，随先生说了一段话，然后用力把盆扔向远处摔碎。

六道车光在高速公路上疾驰，晨曦初露，唤醒鸟儿在天空飞翔。岳父再也看不到这些了，我们希望他像《寻梦环游记》那样有个美好的生活，更希望他就在身边，看看他的外孙女，再喂她巧克力。

7：40，车在大道边的空旷处停下，准备"烧纸"。我一下车就被冰封了，脸如刀割，呼出的空气遇到口罩就结冰，冻得鼻子发痛。

路边停了七八十辆车，把 4 条车道占了 2 条，都是来送岳父的同事和朋友。看了这阵式，我想岳父在家有点脾气也是正常的。寻思自己走的时候，不会有这么多的人。

把骨灰盒请下车摆好。道边一辆厢式货车的门突然打开，大家开始往下卸东西。小的有纸手机、纸电脑、纸元宝；大的有纸别墅、纸车子。车子上还特意画了岳父喜爱的路虎车标。特别是一匹红色纸马，如真马大小，风起马毛飘扬，风落马毛带雪。

30 多分钟，各种仪式做完，开始点火。火光冲天，这"烧纸"可比南方一叠一叠小纸钱烧起来有气势多了，纸房子、车子、小马化为灰烬，希望岳父能在另一个世界过得潇洒自由。

百多位亲朋，和我们一起在东北也难见的寒流中，与岳父道别。

1 月 27 日（星期六）

"圆坟"后，我和夫人从佳木斯飞回北京。

过去一个月，就像在噩梦中奔跑，一刻也不能停。想从梦魇中醒来，却摆脱不了命运。

回到家，吃饭时岳母突然问了一句："你爸真的走了吗？"

我愣了一下。衣架上挂着岳父的衣服，家里仿佛还有他的影子；微信里有他的语音，仿佛还嚷嚷着要再去泰国吃榴莲。

但又一想，确认是走了。

女儿还不能理解死亡，大喊："我要姥爷给我吃巧克力。"

生活就像一盒巧克力，你永远不知道会尝到哪种滋味……

耕铭按：

> 人生到处知何似，应似飞鸿踏雪泥。
>
> 泥上偶然留指爪，鸿飞那复计东西。
>
> 老僧已死成新塔，坏壁无由见旧题。
>
> 往日崎岖还知否，路长人困蹇驴嘶。

全剧终。

（文章来源：李可的微信长文《流感下的北京中年》，有删减）

● 太阳的孩子，最耐不得拧巴

　　我还是得强调，不能见利止利，治病要求其本。尤其是小孩食积导致的拉肚子，这种现象是好事，有时候我们反倒得帮他一把。因为这种小孩大多会伴有里热咳嗽，有的一咳能咳一两个月，这些大多是少阳区块夹湿夹郁的毛病，我们用柴胡剂打头儿，小孩子服完中药后腹泻反而更厉害了，这实际上是少阳湿郁外排之佳象，即《伤寒论》98 条之"与柴胡汤，后必下重"，人体通过腹泻的形式将积滞排出，排干净了咳嗽就停了，也不拉肚子了。

　　家长可倒好，一味地乱用输液消炎止泻、止咳糖浆止咳，又犯了"闭门留寇"的毛病。再就小孩一感冒就去医院挂水，这可绝对不是什么好现象，来回折腾个十天半个月，一次感冒发烧就能造上千八百，也怪惊人的！好多小孩因为从小挂水出现了自身免疫性疾病，我们也曾系统统计过，许多患有淋巴瘤的青年患者大多都有过较长时间的抗生素、输液治疗史，这在我们中医眼中，都是滥用寒凉郁遏之法导致的打压正气，郁遏邪气，患者的身体从此转为伏邪难透、半生半死的格局，从而出现一堆奇奇怪怪的后遗症。

这些后遗症的周期长短不等，有的会集中暴发在青壮年时代，因为这个时期患者的能量格局大多集中在少阳区块，容易出现少阳相火妄动，也容易出现正邪交争、阴阳往来的局面，常见有再生性障碍贫血、急性白血病、恶性胆囊癌、淋巴瘤、肺结核、甲亢、硬皮病、瘢痕疙瘩、红斑狼疮、过敏性哮喘、克罗恩病、溃疡性结肠炎等疾病的发生。有的会集中暴发在中年和老年阶段，这个时候三阳逐渐并入三阴，人体的阳气日渐虚衰，身体"自我监视"与"维持稳态"的机制出现了波动，容易出现病魅显露、伏邪成巢的局面，很多人莫名其妙地被查出了乙肝，一次普通的感冒就可以并发感染性休克而被送进 ICU，有的还会查出患有癌前病变，甚者已经走向晚期癌症的结局。

我自己家亲戚朋友的一堆小孩，感冒、咳嗽、拉肚子这些小病我全都给包了，真的就是几包药的事。通过微信简单地搜集一下四诊资料，方子立马就发过去了。我可以很负责地讲，常规的小儿发烧、拉肚子这些小病，中医绝对可以秒杀西医，用不着去儿童医院来回折腾。所以我建议有小孩子的家长更应该好好学学中医，学学《伤寒论》，别以为有钱就可以任性，就可以有求必应。在我们眼中，有钱不一定就能请得到真正明白的医生，更不意味着为孩子的健康买了份保险，人活得不能这么愚昧啊！

● "妇人中风，热入血室"一案

考试周发烧案一例

学生主诉：自觉中暑，适逢经期，胸中至两胁烦闷，下午服完藿香正气水后烧至 38.5℃。

当下证：胸闷，微恶心，后项疼，食欲不振，浑身乏力酸痛，咽痛，往来寒热，汗出明显，舌苔薄白，脉微弦，左尺沉取略滑，较上寸关偏实，最近腹泻较频，痛经尤甚，兼有血块，腹诊见胸骨压痛明显。

原文引申：

妇人中风七八日，续得寒热，发作有时，经水适断者，此为热入血室。其血必结，故使如疟状，发作有时，小柴胡汤主之。

处方：

肉桂 18g（捣碎），炒白芍 18g，桃仁 18g（捣碎），北柴胡 24g，炒山栀 12g（捣碎），淡豆豉 12g，清半夏 24g，生甘草 12g，干姜 12g，大枣 24g（掰开），炒山药 24g。1 剂，分 3 次温服。

二诊：

当晚服药 1 次，次日晨起烧至 39.8℃（伤寒中风，有柴胡证，但见一证便是，不必悉具。凡柴胡汤病证而下之，若柴胡证不罢者，复与柴胡汤，必蒸蒸而振，却复发热汗出而解），双目视物发黄（发黄当为栀子除黄之瞑眩现象，考虑到少阳主面部诸孔窍，相火夹郁而上冲双目，故不作病态观），扁桃体疼痛明显（一阴一阳结，谓之喉痹，此阳即为少阳）。嘱其剩余汤液分 3 次服完，上午 8～9 点服 1 次，下午 2～3 点服 1 次，晚上 9～10 点服 1 次，每次 300mL。当日下午烧退至 36.6℃，泻下绿色稀溏便（可能为少阳夹湿夹郁外排之佳象，即从下而解：得病六七日，脉迟浮弱，恶风寒，手足温，医二三下之，不能食，而胁下满痛，面目及身黄，颈项强，小便难者，与柴胡汤，后必下重）。

当下症见怕热，口腔溃疡，扁桃体发炎，胸骨压痛消失，精神状态好转，月经血块消失，食欲不振，舌苔薄黄，当为少阳转阳明之象（胡希恕先生经验：临床实践证明，在感冒初期，很多情况即使方药对证，也只能挫其凶势，多数痊愈在少阳病的后期和阳明病的初期，此不可不知）。

处方：

炒山药 24g，北柴胡 24g，桃仁 12g（捣碎），清半夏 24g，生甘草 18g，枯芩 18g，黄连 6g，干姜 15g，大枣 24g（掰开）。1 剂，分 3 次温服。

三诊：

患者体温 36.3℃，扁桃体痛减，已经可以吞咽，食欲改善，但依然有下利拉稀的现象。考虑考试周抓药熬药比较麻烦，嘱其到药房自购两盒小柴胡颗粒，一天3次，一次2包，续服2天扫尾。

患者感冒病因推测：很可能是由潜隐性的少阳湿郁之邪所致，加之考试周过度焦虑，似非常规外感。

误治后果推测：

1. 误以为表不解而一味解表，甚或人为发汗，抑或以为暑天中暑所致，而误服藿香正气水（藿香正气水本身解表能力不强，伴有明显外感表不解者不宜）等。前者可能会出现"发汗则动经"，扰动素体瘀血，加之表邪入里化热，生出诸多变证；后者未考虑患者"表寒里热"的病理状态，等同于误导正气推邪趋势而致表邪郁里，相当于"误下"，疾病可能会向少阳、阳明传遍波及。以上两种误治临床上屡见不鲜，尤须加以注意。

2. 没有考虑素体血热互结之隐患而选择输液，无异于"病发于阳，而反下之，热入因作结胸"，《伤寒论》对其论述颇为严谨详尽："太阳病，脉浮而动数，浮则为风，数则为热，动则为痛，数则为虚。头痛发热，微盗汗出，而反恶寒者，表未解也。医反下之，动数变迟，膈内拒痛，胃中空虚，客气动膈，短气躁烦，心中懊憹，阳气内陷，心下因硬，则为结胸，大陷胸汤主之。若不结胸，但头汗出，余处无汗，剂颈而还，小便不利，身必发黄……"如此倘若加之以患者素体正气不足，亦可出现脏结。临床虽不多见，但一旦误打误撞而出现误治，后果不堪设想。

读书与临证的整体动态美
——结肠癌治验一则

结肠癌一案

吴某，女，47岁，高中同学母亲，山东莱州人。2017年底患结肠癌伴淋巴结转移，术后半月余，选择保守治疗。在当地服用中药一个月症状不见缓解，愈发加重，同学遂请余处方。

病理显示：乙状结肠溃疡性中分化腺癌，累及全层及肠旁组织，伴癌结节形成。

当下证：面色焦黄，体重明显下降，气力不足，心悸头晕，精神萎靡，食欲欠佳，消化功能很差，晚上心烦，难以入睡，口苦、口疮严重，服用多种维生素制片无效，拉肚子、无灼热里急感，粪色黑绿，舌质淡、齿痕严重，舌侧瘀点明显，苔白黄腻，脉沉弱无力。

处方：

云苓60g，生旱半夏45g（碎），枯芩30g，川连10g，熟附片

60g, 红参 20g, 干姜 37.5g, 去皮扁桃仁 30g, 生甘草 30g, 油朴 25g, 油桂 30g（碎）。10 剂。

2018 年 2 月 5 日复诊：

口腔溃疡缓解明显，大便平均两日一行，睡眠较之前安稳，头晕减轻。消化欠佳，伴有烧心感，乏力，口苦，晚上频发腹痛，腹诊发现潜在性包块，拒按。舌苔微白黄腻，脉细弦无力。

处方：

炒杭白芍 45g, 油桂 30g（碎），去皮扁桃仁 30g, 黑柴胡 30g, 枳壳 20g, 酒大黄 15g（后煎），芒硝 6g（兑服），辽细辛 15g, 熟附片 60g, 干姜 20g, 红参 15g, 生甘草 20g。5 剂。

2018 年 2 月 12 日三诊：

自述服药期间泻下黑色带状物，腹诊包块缩小，腹痛减轻，消化依然欠佳，有烧心感，饭后易胀满，气力不足，舌苔厚腻略减，腹诊发现脐下动悸较明显。

处方：

干姜 30g, 怀山药 80g, 薏苡仁 80g, 云苓 45g, 生旱半夏 30g（碎），枯芩 15g, 川连 3g, 熟附片 45g, 油朴 15g, 枳壳 15g, 红参 10g, 大枣 40g（擘），生甘草 25g, 油桂 30g（碎），奥阳生硫黄 5g（兑服）。30 剂。

2018 年 3 月 14 日四诊：

患者食欲恢复不错，消化功能改善，大便日行一次，不成形，唯劳累后易感乏力。近期月经后容易疲乏，睡眠不错，口苦减轻，腹诊心下痞明显，两侧腹股沟依旧有压痛，舌苔白，微厚腻。意欲恢复工作，请求调理善后。

处方：

怀山药 40g，薏苡仁 40g，苍术 30g，黑柴胡 30g，云苓 45g，阿胶 15g（烊化），大枣 40g（擘），熟附片 45g，干姜 30g，枯芩 10g，生甘草 20g，生旱半夏 30g（碎），炒杭白芍 30g，油桂 30g（碎）。30 剂。

2018 年 5 月 12 日五诊：

人民医院检查显示愈后整体较好，嘱其暑假期间复查复诊，注意调养，九鼎归宗饮熬膏，嘱其续服。

九鼎归宗饮加减：

油桂 300g（碎），杭白芍 300g，黑柴胡 300g，生旱半夏 300g（碎），云苓 400g，苍术 300g，干姜 250g，生甘草 200g，生附片 300g（碎），大枣 400g（擘），蜂蜜 1kg，熬膏。

耕铭按：

正入万山圈子里，一山放过一山拦……

大原则是，随着实践的深入，你会越来越发现读书与临证的整体动态美，或许一个患者就是你一生的财富……曾经沧海，磅礴之后，遂悟：只有实践与总结，中医才有活下去的灵魂！

曾在半夜里因为读完汤一新教授的《中医脾阴学说研究》而酣畅淋漓，无法入眠；又因在某一夜得阅《医经解惑论》后如获至宝而不由拍案惊奇……

蓦然回首，才发现：真正放下之时，才是心珠转露之日。"高层次"的中医境界，已经到了"此地空余黄鹤楼"之萧瑟地步了……

关键是又有几个人能真正敢"头破血流"地为中医做一点儿正本清源的大善事？！想说却还没说的，还很多，日后再说吧。

● 不成"岱宗"便成"魔鬼"
——东洞医案钩玄

吉益东洞的《建殊录》里曾记载有这样一则医案：

京师生洲松屋源兵卫妻，胎孕二三月，腰背挛痛，四肢沉重，饮食无味。先生诊视之，为桂枝加附子汤饮之，时以十枣汤攻之。每攻诸证渐退，及期母子俱无损伤。

看完这则医案，我是感到十分震撼的，一时半会儿若有所悟却又无以言表。吉益东洞被称为日本古方派的"岱宗"与"魔鬼"，他的思想是很超前的，不成佛便成魔，这家伙一直都行走在天堂与地狱之间。有了正思维，就是岱宗，即便是有孕在身，小 Baby 照样可以看成是六经中的一部分，两个生命体，一种能量共存形式，临床一出手，就能在"有故无殒"的情况下用十枣汤治好孕妇的脚气，没有《伤寒论》强大的功底，也不敢这么来。

这则医案极为简短，但它所蕴含的信息量与临证启迪却是非常大的，就好比用十枣汤治疗"腰背挛痛"，这与控涎丹治疗"痰饮伏在膈上下，忽然颈项、胸背、腰胯隐痛不可忍，筋骨牵引作痛"是相似的，但这种处理手段毕竟是治标不治本的，"病痰饮者，当以温药和之"，东洞又投以桂枝加附子汤治其本。纵观整场治疗过程，简洁明了而又有条不紊，可见东洞对于病势的把握是了然于胸的。

　　无独有偶，大韩伤寒金匮医学会的卢意潗院长用了近 5 年的时间率先完成了甘遂剂治疗疼痛类疾病的选方分类纲目与临床报告，并在韩国安养设立了专门的门诊部，除去推拿、针灸等其他疗法之外，单用经方治疗的总有效率就达到了 92.5%。《金匮》有云："四肢历节痛，脉沉者，有留饮。"或许"奇恒之腑"亦以通为用，不通则怪病蜂起，迁延难愈，我觉得大家课后有必要去深入研究一下。

● "入阴筋者，此名脏结"背后的临床深意

167.病胁下素有痞，连在脐傍，痛引少腹，入阴筋者，此名脏结，死。

条文描述的应该是肝癌、淋巴瘤、睾丸癌等这一类的患者，大多已经步入厥阴了。"入阴筋者，此名脏结"是在暗示阳证并入阴证的变化过程。这个学期有一个患者就这样，4 月胆囊结石手术后发现胆囊恶性肿瘤，不到一个月出现胆囊癌肝转移，从阳腑传入阴脏，说明病势恶化了。之后患者进行了介入治疗（肝动脉化疗栓塞），我个人建议，能不做就不做，这种疗法我一直都觉得有种阴尽阳灭的感觉。（2019 年 8 月随访，患者配合服用中药已近一年半，整体状况良好。）

西医定病位：肺气肿，4 月胆囊结石手术后发现胆囊恶性肿瘤，胆囊癌肝转移，脾脏肿大，肾囊肿，高血压 III 级，2 型糖尿病，低

蛋白血症，冠状动脉粥样硬化，心绞痛，心室肌肥厚，胃切除近三分之二。

中医定病性：舌苔部分剥落，苔白略厚腻。双寸脉浮，左关弦细无力。腹部柔软，上腹部压痛。介入治疗后食欲不振，一吃就饱，饭后胀满疼痛。大便不成形。午后易发低烧，凌晨经常发热恶寒，汗出后尤为痛快。略反胃恶心。气力不足。右胸胁苦满，心下气痞。体重掉了4.5kg。术后自感脐左旁动悸。

处方1：

北柴胡根12g，蒙枯芩6g，生旱半夏12g（碎），生晒参9g，大枣12g（擘），干姜9g，生甘草6g，云茯苓15g，蒙苍术9g，去皮生附片6g（碎），紫油桂9g（碎），去皮扁桃仁9g，炒赤、白芍各4.5g，怀山药24g，薏仁24g，油朴9g。20剂。

服药期间忌口生、冷、水果、油腻，药后喝一小碗小米粥，覆取微似汗。（之后的处方大体依照上述处方加减，加服桂附理中丸、蜂王浆，突出甘温补中的效果，后期将整体药量翻了三倍。）

处方2：

自拟丸剂，配合处方1汤剂服用，力图标本缓急兼治：

紫油桂90g，云茯苓120g，北柴胡根90g，生地90g，麦门冬90g，春砂仁60g，鸡内金60g，扁桃仁60g，田三七60g，枳壳90g，淡豆豉60g，去皮生附片90g，干姜60g，当归90g，杭白芍90g，炮筋退40g，生晒参60g，山茱萸60g，蒙苍术90g，生龙骨、生牡蛎各60g，吴茱萸40g，生旱半夏120g，瓜蒌实40g，佩兰60g，菖蒲40g，牡丹皮40g，猪苓90g，生甘草60g，辽细辛40g，薏仁270g，怀山药270g，去核大枣150g。

上诸药除生附片、生旱半夏、吴茱萸、辽细辛、干姜、生甘草、扁桃仁外共研细末，附片、半夏、吴茱萸、细辛、干姜、生甘草、扁桃仁共熬浓缩3～4个小时后加入鲜人尿3L、野蜂蜜0.75kg、药粉，中火加热1个半小时左右并和匀，后加阿胶粉60g、酒酿1L、适量熟黄豆粉，用搅面机搅拌至均匀，抟为大蜜丸，每丸5g，一天6～9丸。（丸剂守方未变，百日为期。）

这里我想再给大家补充一个"连在脐傍"的腹证，大家可以在以后的临床中慢慢去体会。如果在腹部肚脐上下正中可以明显触及笔芯样的条索状物，甚者可以一直延伸到下腹耻骨上端，这种患者大多为阴性极虚证，临床上多见有肾气丸、四逆加人参汤、真武汤、茯苓四逆汤证等指征。这种腹证我一共接触到了2例，第1例是在一位久病虚劳的大学教授身上发现的，第2例是在一位B细胞淋巴瘤伴右肺多发炎性改变伴中度脑梗死伴胃大部切除的患者身上发现的，有趣的是我在这位淋巴瘤患者的身上同时发现了右寸的双脉，那也是我第一次把到双脉。对于双脉的中医病机阐释目前尚无定论，姚梅龄和李士懋两位老师都曾经在书里提到过，但都没有确切的病理分析，所以我突然就此产生了一种想法——双脉、癌症和腹部正中心是否具有连带效应，中医的切诊是否应该将腹诊与脉诊有机地结合在一起，从而实现1+1＞2的诊疗效果？

● 中内辨证有短腿，现代药理多弊端

刘欢欢：

西医诊断中的血常规红细胞偏低对于我们临床用药有什么指导意义呢？

耕铭：

红细胞类似于我们中医的"营气"，白细胞类似于我们中医的"卫气"。先说白细胞，白细胞低可以考虑人体的免疫功能低下，也就是"正气不足"。举个例子，如果一个人经常容易感冒，血常规中的白细胞很低，而其他常规体检没有出现异常的，我们做医生的不能大意。很多早期胸腺瘤患者都会出现类似的情况，并且时常还会伴有头部空痛的表现。即便当时的西医诊断没有大碍，我们中医也要有所警惕，更要四诊合参，彻底探察患者的病理状态。因为胸腺瘤、淋巴瘤等涉及免疫系统功能障碍的潜隐性疾患所隐寓的六经传变非常复杂，中医不治已病治未病，一定要早发现、早治疗，一开始就从体质入手截断病程的演变，等到西医具体检查出来，那就为时已晚了。

另外还要注意，有的人会出现特别是足少阳胆经循行附近的异常疼痛，大多集中在环跳、代秩边、腰胯附近，我们也不要掉以轻心，以为是单纯的神经压迫问题。因为我的癌症患者中有几位在被具体查出来之前出现过胆经附近的异常疼痛，实际上这是癌细胞扩散的征兆。之前的伏邪也谈过，三阳伏邪以少阳为枢，此时在少阳经出现异常是伏邪成巢入络的前趋表现，这也是人体的一种暗示信号，我们应予以重视。

至于红细胞，它本身涉及的就是中医"阴成形"的问题。大部分肿瘤患者晚期都会出现低蛋白血症，红细胞也很低，因为此时患者大都脾阳不足、胃气不生，无法实现正常状态下的"阳化气，阴成形"的运转。这时候补药不要太多，患者本身虚不受补，还是那句话，"中药无补药，补药不中药"。况且这个时候患者的身体里同时具存两个彼此拉锯交争的"生命体"，我们从根本上着眼的是患者中土之阳的恢复与运转，脾胃不亡，人就有发越正气以驱邪、煦养形窍而不息之可能。内藤希哲亦有云："以其脾胃强，血、气、津、液盛，能送其药气也。若脾胃虚，血、气、津、液不盛者，虽用之而不能送之到于病处，反为药所困。"运用补药还是首当考虑在扶阳气、保胃气的基础上进行，就像《内经》里强调的是"阳化气，阴成形"而非"阴成形，阳化气"，一定是"阳主阴从"，这就是西医缺血再灌注损伤（ischemia reperfusion injury）背后的秘密。

刘欢欢：

可是诸如玉屏风散证，不就是患者经常容易感冒，并且也没有什么异常的病理现象，算是体质素虚吧，我们不也经常用来补中益气固表吗？

耕铭：

这就是我们传统中医内科辨证的弊端，也是脏腑经络辨证的短腿。早期胸腺瘤的患者如果服用玉屏风散，可能会加快肿瘤恶化的趋势。因为黄芪这味药补气的方向性与专一性很差，有极端性。用好了会扶正固表以驱邪，用不好反倒会壅遏三焦以养邪恋邪。由于它的不可控性，喜用黄芪的李东垣都会配以防风这类具有"监视纠偏"作用的药物来制约它一味滥补的"盲目性"。

诸如胸腺、甲状腺、部分脏壁胸膜、心包、乳腺等这些形态结构实际上都归属于中医的"心系"，而"心系"又直接归属于厥阴心包，与少阳三焦互为表里与中见，都可以并到人体的大"三焦"中。

为什么《伤寒论》中没用黄芪？怕的就是在慢性痼疾和急性期发作中犯实实虚虚的毛病。就比如假使这个人素来容易感冒，我们传统中医会考虑是气虚、表虚，八九不离十都会在方子里加上黄芪。但如果这个人是胸腺瘤早期的患者，照样会表虚容易感冒，常规体检检查不出来，我们还给开黄芪，就有可能导致肿瘤的恶化与加重。癌症的扩散靠"三焦"，在"三焦"这条国道上，黄芪可能"恰如其分"地扮演了旅店与餐馆的角色。

正因为如此，现代人的生活方式病几乎都是应用黄芪的"反调"，再加之平素真元挥霍太过，黄芪真的是"用不起"。现代药理上认为黄芪能够升白细胞，这就又是现代药理脱离传统中医辨证的弊端了，具体怎么个"升"法，我们为人体设身处地地考虑过吗？

包括病毒性肝炎引起的黄疸和病毒性带状疱疹，在辨不清虚实的情况下断不可盲目补气固表，很有可能会引起误治。扶阳派代表人物吴佩衡的处方风格也充分彰显了仲景的立法，他的处方中补气药极少应用，因嫌其掣肘。他认为，正治之方绝勿夹杂其他药品，加入补剂则闭门留寇，必致传经变证，渐转危笃费治。吴氏的经验教训值得参考。

娄绍昆老师的《中医人生》这部书我曾向你推荐过，它对于我的启蒙无异于中医探索历程中的"文艺复兴"。这部书里有一章专门论述过他治疗痹证的经验。我发现娄老师一开始同样也不会用黄芪这些补气固表的药，在后期治疗的时候，他才会考虑选用黄芪。

这里还有一个误治的案例供你参考。曾经有一个学生，假期诊治了一名蛇盘疮患者，方子和病案发给我一瞧，我说你是不是给治坏了啊？他说你怎么知道的？这不明摆着嘛，40g黄芪，治不坏才怪呢！即便是阳虚导致的虚性炎症，你给用上黄芪也容易出事，在《金匮》里，急性病初期也未曾见过黄芪的影子。当然的确有单味黄芪治疗带状疱疹成功的例子，但那是纯粹表虚引起的，这与《金匮》黄疸篇里治疗表虚黄疸的桂枝加黄芪汤一个道理，你不辨证就用的话那些临床有效率就都是胡扯。某些院校和研究所做的实验也是只允许有阳性结果，而不能有阴性结果，换言之，做的实验只允许成功，不允许失败，这不是明摆着不负责任吗？现实是我们临床上远非如此简单，患者摆在这儿，一切都得老老实实从头来过，容不得丝毫生搬硬套与扯淡。

● 有诸内者必形诸外
——皮肤问题一定是病态反应吗

耕铭：

对于带状疱疹的治疗，我要强调几点。不要一味地以为带状疱疹就是肝经湿热、火毒蕴积，治疗上便一味地清热解毒凉营，大用、过用寒凉郁遏之品。任何事物都有其两面性，我们要从根本上去窥探整个疾病的发展过程，系统辩证地去分析论治。

很多人带状疱疹最后的确是清没了，但却为此留下后遗症，这算是治愈吗？我曾经有一个患者，之前是国家二级运动员，身体特别好。自从得了带状疱疹后，吃了好多清热解毒的中药，也做过针灸，最后是给治好了，但自此身体体质大幅度下降，运动员也不能当了。将近 40 岁的人，40kg 都不到，饭量特别小，身体特别消瘦，跟我讲有两年没来过月经，感觉身体好虚啊！我都不知道她带状疱疹之后到底经历了什么。

从表面上看带状疱疹是治好了，但实际上却是加重。带状疱疹本身是一种比较顽劣的疾病，如果把带状疱疹比作一只阴魂不散的"幽灵"的话，在这个患者身上就好比这只"幽灵"在她体内被"囚禁"了这么多年，患者的"升降出入"被憋住了，身体也就拧巴了。这就类似于青春痘的治疗，越治越少，难道一定是好事吗？对于平素真阳不足的人来说，过用寒凉清消之品，可能会造成正气损耗、邪气郁遏体内出现阴实化火的现象，这个时候从表面上看是好了，但是体内却似乎多出了一些本不该有的东西。

刘欢欢：

那么青春痘到底需不需要治疗呢？它是一种病态反应吗？

耕铭：

嗯……青春痘呢，我个人体会其实就是人体自行的穴位刺激，人体通调经脉气机实现自行针灸，加强穴位刺激，实现局部通调阴阳虚实，所以长痘/患皮肤病未尝不是一件好事哈。我说这些会不会有点儿毁三观啊？同时根据我的观察，好多素体正气不足的人，即便天天熬夜开黑，抑或暴饮暴食，也不会长痘。这实际上是正气不足、无力透发的表现，这个得注意。

临床上要注意，不要见咳止咳，见血止血，见皮治皮。许多肿瘤患者服中药后身上会起好多疹子和脓疡，这可能是邪气外托、从表而解的征兆。而又有好多慢性顽固性皮肤病患者的皮肤病在短时间内突然减轻或消失，这也不一定是好事，可能是患者正气大亏而致病邪陷里由三阳急转三阴的征兆。

所以中医本身并不需要也不值得分科，一个皮肤科，在我们眼中实际上仅仅是四诊合参观察到的表象中的一部分，它更像是一个大内科，没有专病、专药、专方，更没有协定处方和广谱药可言。中医做的其实很简单，就是对于任何事物和现象，尝试去抓住本质，辩证看待。所以正说反说，最后我们还是要强调，治疗疾病一定要考虑"求于本"的问题，切不可沦为主观臆断、管窥蠡测。

● 一个大刀阔斧，一个轻灵至巧

安喜医：

　　我专程过来找你就想说一个事。就是我想掌握两套中医理论体系，一个是伤寒学派这种有胆有识、大刀阔斧的体系，另一个是叶天士、孟河这种绵密细柔、轻灵至巧的体系。这两套结合起来就成"绝世高手"了。不仅胆识和眼光很高，同时下手又很细腻，就像有内力一样，"四两拨千斤"的功夫就出来了。

耕铭：

　　最近在研究叶天士的未刻本医案，着重分析了有关脾胃病证的86则医案，发现叶天士尤为喜用厚朴、半夏、杏仁、茯苓这些行气利湿药，就像三仁汤上中下分消似的，用药很轻但考虑得却很周全。单拿杏仁来说，杏仁本是心阳和肺卫转枢的核心介质，所以我对于温病卫气营血的把握关键就在于一个"枢"字，胡希恕老先生敢与后世温病学派叫板的精气神就在这儿。叶天士就是比较喜欢用这些类药，而对于那种拨动老本和性命根底的峻药一般不用，比较谨慎。

经常是有的患者找我找得不耐烦，我就问："你想好几成啊？"要是患者回答："大夫，我就是胃疼，你就给我把疼止住了，别的不用管。"我当然要成全你，也绝不会自找麻烦去关照你的性命根底，你想好三成我就给你治三成，还得让你舒舒服服的。说实话，我打内心里并不享受这种诊疗过程，因为这就和"治标不治本"一样，如果想单独挣钱，全中国这样的患者绝对不少。但从阴阳因果的大势来看，这不叫治愈，这就和西医一样，没有考虑到底什么是真正的治愈，真正的治愈没那么简单啊！包括我们现在的中医们，沉醉于中药高效退烧的成果，却没有人敢在癌症、2 型糖尿病、自身免疫病这些疑难病上去和西医叫板与切磋。

刚刚在整理一则医案，我在给学生解释为什么许多患者在"药中病"后会出现瞑眩反应。这也很简单，治疗任何疾病都要首先考虑给邪以出路。许多慢性痼疾都会通过全身三焦天然的"屏蔽"作用而得以长时间潜藏，这就与癌症和诸多疑难病的成因关系很大。我个人是比较喜欢处理"大手笔"脉案的，用药也比较重，通过药物在体内的运行，不仅使体内阴阳各归其位，还要恢复人体正常的运作机能。

《内经》云："君火以明，相火以位。"人体阴阳各司其职，身体之明朗亦指日可待。但患者可能会在短期内出现一些呕吐、下利、腹痛、食欲不振的表现，这是因为正气来复通过逆向主动调节将人体经脉和脏腑内潜伏已久的浊阴之邪通过全身的浆膜、黏膜等膜结构系统（人体最大的免疫组织，也是致病因子入侵与蓄积的主要场所，更是癌症转移的高速公路，中医称之为"三焦"，藏医则称其为"水脉"）代谢化动到消化道而排出（脾胃中土，万物所归）。这本身与消化道消化、吸收的功能与作用方向完全相反，所以人体为了顾全疾病主要矛盾和疗程转归态势，会暂时屏蔽消化吸收的生理过程，专注于给邪以出路，自然也就会出现不欲饮食、恶心呕吐、下利的反应，短期内会出现面黄肌瘦，好像大病一场似的。但要记住，这是治愈的最核心也最关键的时期，熬过去就等于熬过了"文革"，随之迎来的就是新时代的"改革开放"。

无有恐惧，远离颠倒
——中医临床的正见

　　说到胆识，于我而言，全都来源于患者对我的信任和仰仗，许多癌症晚期的患者到现在活得还蛮好，而对于那些我无能为力而早已离开这个世界的有缘人，我都会把他们逝去的日子记下来，这些异常醒目的数字提醒着我——作为一个医生，你每天都在生死浪口间摆渡，好好成就你的医学，珍惜你当下的患者。

　　真的，我都没有办法想象我自己能经历这么多压力，在患者家属的质疑与很多专科大夫的冷嘲热讽下，我能咬着牙硬是把连寿衣都准备好的老人给救回来。当医生真的是不容易，昨天还有一个肺小细胞癌的患者连同家属从威海赶来找我看诊。全家七口人，就围着我一个人，你一言我一语，不是在试探就是在施加压力，来了第一件事就是伸手，连检查报告也不给看，先看看你有没有能力号脉号出来。问了我好多西医的问题，"大夫，什么是小细胞癌？""大夫，胸水是怎么形成的？""大夫，中药得吃多长时间？""大夫，你给个准话，你能不能治好？"说真的，这是小细胞癌，恶化程度如此之高，我说："我也没办法保证到底能不能治愈，我们只能尽力，尽人事听天命吧！"我也知道患者和家属很痛苦，但也不能靠这个在医生面前摆谱，我们面对的不仅仅是这么一例患者啊。有的半夜给我发消息、发语音，有的照着我的药单把能查到的药都百度了个遍，把药理毒副作用一股脑地搜了个遍，第二天板着个脸来追问我们，搞得我们也很紧张。因为这几天任务太重，时间安排得太紧，半夜起来敲稿子，结果出现了胸痛彻背，赶紧给自己开了两剂中药，可算是调过来了。

"大夫，你这么年轻不懂啊，我们这儿得的是癌症，都快死了！"我说："我理解你们，我们所给出的治疗方案都是用心血与努力换来的，但不一定就能保证给你治好。我们是在帮你，这并不是在做等价交换。因为我们每次代偿的心力不是说多少钱就能买到的，你也买不到我们的心力，只能是我们发自内心地去帮助关照你。"生死关头也往往能看出一个人真正的心性，如果患者的贪念、嗔念、痴念太重，我觉得即便是活着也不会给周遭带来多少希望和正能量，我们也不会选择这样的患者去治疗，从根本上讲这也是因果业报的必然。

当局者清，旁观者迷，世间永远不缺站着说话不腰疼的人。"你作为医生就应该有医生的道德操守，对待每个生命都应用尽百分之二百的努力去挽回"，我经常跟我的同道这样讲，如果你真的够格的话，你就可以把每一个患者都当作是自己的亲人。对不对？这也很简单，因为这就是一个代偿的问题——强者自救，圣者渡人。

我也希望无论是医生还是患者都不要做扶不起的"阿斗",更不要吃别人的"人血馒头",尤其是在现今的医疗环境里,我不希望看到一个个被逼无奈而"弃医从文"坚信学医救不了中国人的医学生与临床大夫,更不希望看到医疗集团的利益至上的经济暴力与过度医疗成为榨干中国人最后的"吸血虫"。

或许每个医生心中都应该有一杆这样的秤:一面是道义,一面是权衡规矩。说到底是站在人文关怀的角度去看待周遭的世界还是站在自己的职业圈中去应付外在的压力。这取决于我们自己最核心、最本质的价值观。可悲的是,现在绝大多数的中医人也无非是出于利益,出于明哲保身,出于自己的苟且和一种稳定的身份,学会了与疾病妥协,学会了形式主义,学会了睁眼说瞎话。

● 从类风湿治到太阴阴黄
——临床中反推《伤寒论》278 条真义

278. 伤寒脉浮而缓，手足自温者，系在太阴。太阴当发身黄，若小便自利者，不能发黄。至七八日，虽暴烦下利日十余行，必自止，以脾家实，腐秽当去故也。

这一条与187条有些类似，我反复琢磨后给出的意见是后人杜撰的可能性极大。此条叙述的思维逻辑有点乱，想要故引悬念，结果反而弄巧成拙，简单问题复杂化不说，又容易引起后人的误解。不想在此条理论上浪费太多时间，下面仅谈一谈我个人对于其中太阴阴黄与下利的体会。

首先与大家分享一例治验。我曾经有一个类风湿的患者，通过一年多的温阳法人为造成了"阴黄"的反应，口苦怕油腻，舌苔很白很厚，全身没劲儿，浑身关节呈对称性肿胀，全身发黄，之后在原方基础上加了栀子豉汤与三拗汤的合方，续服至第二个星期，患者开始拉肚子，晚上夜尿变多，阴邪开始从下而解，一个月内所有症状逐渐消除，类风湿就这么被治好了，至今也没犯过。这可是自身免疫病，想都不敢想的。

通过"阴黄"的反应，我大体估计患者是有太阴、厥阴的潜在隐患的，这些隐患不除，就等于癌前病变，等以后表现出来再治，消化腺早就被侵犯得"千疮百孔"了。这就类似于肝癌晚期，黄疸、腹水、功能衰竭、全身转移一应俱全，拼了命治恐怕也无力回天了。还有更精彩的"阳黄"，由"小三阳"转成"大三阳"，然后从少阳清解，我在我的老师身上试过，10多年的乙肝就这样被治好了。

"虽暴烦下利日十余行，必自止。""烦"是很、甚的意思，"暴"是突然的意思。这其实是一个瞑眩反应，并不是坏事。这是人体正气来复，一股脑地把太阴区块淤积已久的湿浊阴邪通过下利而排出体外的反应。上周自己因为连续熬夜写稿子，真的是胸痛彻背，难受得不行了，赶紧给自己开了两剂中药，一共用了75g生附子。吃完后当夜狂泻不止，来回趟倒腾了能有五六次，开始是稀便，再后来出现了一些清水胶状样的物质，到最后出现了柏油样便，很黑很黑，解完之后顿觉浑身自在，下肢也不重了，头也不昏了，胸痛也消失了，真的是很清爽。这次经历也加深了我对这一条的理解。

学生：姚荷生老师认为"伤寒脉浮而缓，手足自温者，系在太阴"是正确的，"手足自温"强调的是手足的温度要明显高于身体外在其他部位的温度，这又作何解释呢？

耕铭：这其实涉及古文断句和临床两方面的问题。

首先，姚老强调的观点与郑钦安《辨认阴盛阳衰及阳脱病情》中的"两脚大烧"与"两手肿热"有着异曲同工之妙。需要补充一点，符合这种情况的"太阴病"的发病时间应该大多集中在午后和夜间，这其实是四逆辈本证的至虚元阳欲脱之象，亦即通脉四逆汤中所强调的"里寒外热"的一种具体表现。所以，从根本上来讲，二者于临床上并无分别，切入的思维方式是根于《伤寒论》的理法精神的，所以也没必要为之刻意钻牛角尖。

其次，从我的观点来看，这一条文并没有仲景为之撰写的必要，也并非仲景文风，实有画蛇添足之嫌，甚至还会引起后人不必要的误解，结果越圆越乱。怎么讲呢？我这里依照《康平本》而不是《宋本》给大家用两种不同的语气来诵读这条原文，大家随我的语气细细去体会：第一种语气，伤寒，脉浮而缓，手足自温者，（乃）系在太阴，当发身黄，若小便自利者，不能发黄；第二种语气，伤寒，脉浮而缓，手足自温者，（若）系在太阴，当发身黄，若小便自利者，不能发黄。

姚老的立论显然对应的是第一种语气，这也与187条文义相吻合。倘若不能排除187条与278条的"衍文"嫌疑，可能会有一些突兀和混淆的地方，更何况在《康平本》中，187条低两格书写，而278条则为低一格书写，这就又暗示了两个条文的补充添加次序的差异性，可能并非同一人修改，而是有先后之嫌，所以条文读起来一定是要有明显的差异性的。

因而如果从第二种语气去解读278条，那它的含义便是"伤寒，脉浮而缓，手足自温者""系在太阴"的一种可能，太阴病本证大多为"脉微细欲绝，四肢厥逆"，在其太阴本病的治疗过程中出现了"脉浮而缓，手足自温"的转归，可能是在暗示一种正气外托，阴邪欲自外解的趋势，随之而来可能就会出现我刚刚强调的那例类风湿外解而转阴黄的临床表现。

如果患者的排邪渠道通畅，就会因从隶属于"表"的皮肤和泌尿系统以"汗"和"小便"的形式排出而避免阴黄的伴随出现，这种转归常见于慢性肾盂肾炎和结缔组织疾病的治疗过程；如果这两条排邪通路不敏感，就会伴随着出现阴黄而因正气的不断累积和蓄势最终通过太阴本位——消化系统从"暴烦下利日十余行"或"心烦欲呕"而解，以"（太阴）脾家（消化系统）实（阴实），腐秽当去故也"，甚者还会出现太阴脾家寒湿上系太阴肺家而导致的急性期的卡他症状（诸如咳嗽、流涕、打喷嚏等），这种转归常见于慢性胆管感染、乙肝、肝硬化、肺结核等疾病的治疗过程。所以278条也有可能是一则根据仲景原文进行理论实践的记录。

相比187条，278条被补充上的时间可能会更靠前，因为仅仅低了一格，所以其临床含义也相比低了两格书写的187条更为贴近仲景。具体到187条后面的"至七八日，大便硬者，为阳明病也"的启迪价值也稍逊278条的"至七八日，虽暴烦下利日十余行，必自止，以脾家实，腐秽当去故也"，大便是"难"（《康平本》187条作"难"）是"硬"，并不能直接与仲景的阳明病挂钩，这个我之前在阳明病篇里反复强调过。

不知如此解释，这位同学是否满意。

学生：醍醐灌顶！师哥对《伤寒论》条文的把握已经炉火纯青了，尤其是那则类风湿医案的对接，的确是前无古人后无来者，简直绝了！

● 喉咙问题不简单，此处当心"熊出没"

283. 病人脉阴阳俱紧，反汗出者，亡阳也，此属少阴，法当咽痛而复吐利。

这条亦为后世衍文，还是一个倒装句，建议把"法当咽痛而复吐利"提到"此属少阴"前边。

结合第3条可知，"脉阴阳俱紧"按理讲应该是津血与病邪相争充斥于体表而不得外发的伤寒表实证，结果却出现了"汗出"的反常现象。这里推测出了一种可能，可能是邪盛正衰、元真欲脱的危象，这里的汗出可能是汗出如油或者汗出如雨的阴阳离绝之象。

"法当咽痛而复吐利"建议大家与前面29条的"若重发汗，得之便厥，咽中干，烦躁，吐逆者，四逆汤主之"和317条通脉四逆汤的"干呕、咽痛、利止脉不出"联系起来看。"一阴一阳结，谓之喉痹"，喉咙是人体的生死关，道家则称其为"十二重楼"。十二经脉中除手厥阴心包经和足太阳膀胱经外，其余经脉均或直接抵达咽喉，或于咽喉旁经过。至于任脉、冲脉等奇经，也分别循行于咽喉。借助众多经脉的作用，咽喉与全身的脏腑气血发生联系，维持着气机升降出入的正常生理功能。所以喉咙是一个经脉气血集中而又位置极为特殊的地方，可以同时沟通人体表、里和半表半里。

讲一个病案。天津中医药大学一个针推的小姐姐熬夜灌啤酒，第二天早晨起来拉肚子，自觉咽部有梗塞感，吞咽困难，异常难受，去医院检查没什么异常。

这不就是我们学过的梅核气嘛，自己给自己开了半夏厚朴汤原方，喝了 3 付不管用，自行针灸膻中也没用，找我来给参谋参谋。

我断的是情志不舒伴寒饮郁闭少阴，她还经常熬夜，少阳枢机也有问题，暴病多见少阳和少阴，观其舌淡水滑少苔，脉细弦，于是投以柴胡五苓散去黄芩、人参加厚朴、桔梗合麻黄附子细辛汤 2 付，嘱其忌冷饮、水果、油腻，自己给自己内关透间使，配合腹式呼吸。患者服了 2 剂全都好了。

包括我的舍友，也是我们的班长，出去和老郭喝了顿羊汤，回来嗓子就不行了，一到晚上睡觉就堵得慌，喘气都费劲。他说是上火了，想想我们现在大学生的生活方式，这哪是上火啊？动的是无根之火啊！根本上来讲这也不是羊肉的问题，患者本来就有阴火却升发不上来，羊肉的温热之性是很足的，无意间却助长了阴火，进而导致出现了"火包寒"的喉痹，即便是不吃羊肉，时间长了照样也会得，我辨为少阴表证兼气郁化阴火，2 付麻附细辛合半夏厚朴汤治愈。

● 阳气——逼邪外出的原始动力

若安：

看过你诸多的医案，附子用得很频，生附子起手就二三十克，难道慢性病一定就得这样扶阳吗？

耕铭：

之前我也讲过，《伤寒论》是古代的一部集大成的"津液代谢论"。简单来讲无非是"汗、吐、下"三种情况，对于"吐法"我们很少会用到，所以大致上也就是《内经》里所讲的"开鬼门，洁净府"，都是通过津液代谢将病邪排出体外的，这也就是我一直强调的"给邪以出路"。

但，这还是远远不够的。驱邪外出不仅要给以出路，更需要一种内驱力，而阳气就是逼邪外出的原始动力。对于诸多潜伏期的慢性病，给邪以出路就类似于解表和攻下，而对于禀赋或驱邪能力不足的患者，我就会考虑扶阳，这样的患者在现如今的社会中确实不少。通过温阳法将慢性病托成急性病，实现三阴逆转三阳，促阴证化阳证，随之而来的就是我所说的瞑眩反应，之后再通过清法，诸如柴胡剂、石膏剂、大黄剂、麻桂剂、甘遂剂等，往往迎刃而解，尤其是对于慢性肝炎，我在治疗中收获不少。所以，在我治疗慢性痼疾的规划里，"温、补、托"的疗程要远远长于"清"的疗程。

若安：

耕铭，你说伏邪所谓的"温、补、托、清"是疾病治疗的必然结果吗？

耕铭：

"温、补、托、清"其实并不是一个过程，它实际上是一种理论支持与依托，着眼处还是要从人体自身看起。对这个患者进行"温、补、托、清"之后可能会再来一轮新的"温、补、托、清"，甚至"温、补、托、清"的顺序都是可以变的。"温、补、托、清"的治疗方法对于一部分人一次性就可以治愈，比如我治愈的那位高中语文老师，治疗顺序就是单一的"温、补、托、清"，一开始是当归四逆汤与真武汤的架构，最后吃到她脉滑，舌头出现了明显裂纹，我加上了生石膏清解透发阴转阳过程中伴随出现的气分郁热，直至痊愈。她的"脉滑"是我们给"温"出来的，之前她晚上经常梦见好多诡异的画面，应该是太阴病吧，我们的目的就是直接给她从太阴顶到少阳气分上去，少阳枢机一转，最后直接从太阳打出去，所以又用到了麻桂合方，治疗过程很单一，也比较简单。

但有的患者就复杂多了，可能三阴病都有了，我们要考虑如何兼顾或分治。可能这个患者我们是先从太阴给他"温、补、托、清"，处理完太阴的问题后可能少阴的矛盾又冒出来了，那我们再处理少阴，最后可能就剩厥阴的乱子了，厥阴实际上也是最难搞的，它的治疗顺序也就不是单一的"温、补、托、清"那么简单了。可以说，厥阴之中复有三阳三阴，让人头疼得很，相对来讲它的疗程也最长，有的甚至需要一两年、三四年。当然，这里我还没有引入六经表里证的概念，"温、补、托、清"同样也可以出现在表里转归之间，比如由通脉四逆汤的厥阴里证托到乌梅丸的厥阴表证等……

总之"温、补、托、清"涵盖的范围非常广，没有大量临床经验，没有广泛的病源积累，不敢去尝试、观察与总结，你也就不可能在临床上胸有成竹。

● 霰粒肿之自我疗愈
——兼谈眼科之六经辨证

用麻附细辛治疗眼疾的第一次尝试是在大二上学期期末，自己得了封闭性霰粒肿晚期，这个学期又得过一次。一开始以为是麦粒肿，其实是霰粒肿，麦粒肿热敷后可自行破溃流脓消肿并逐渐自愈，而霰粒肿则是封闭性的，就像一个肉疙瘩，里面同样是化脓感染与血性坏死组织，但却没有脓头，急性炎症消退后会出现局部的硬结。

当时都肿成花生粒大小了，戴眼镜都能碰到镜片，真想把当时的照片给你们瞅瞅，一点儿也不夸张，很疼很疼，看东西很痛苦啊！当时因为在学校熬药太麻烦，所以首选了针灸治疗。眉尖放血、太阳穴青筋处放血、风池针刺、耳尖放血、膀胱经肩胛循行处小红点挑刺拔罐放血、太溪针刺、足中指足小指肚放血、后溪艾灸一个小时，每天都按照这个流程治疗一遍，坚持了一周却丝毫没有缓解。

通过实践也证明，阳虚型霰粒肿采用放血针刺治疗是不太适宜的，这与见热清热、见炎消炎的打压疗法同出一辙，都犯了虚虚实实的错误。去了一趟长清人民医院，大夫跟我道只能手术切除，并且可能还会留疤。因为小学和初中各有过一次麦粒肿手术的经历，都在右眼的上眼皮，真的不想再做了，右眼的双眼皮都已经被折腾成了单眼皮，拆线后留下的疤搞得上眼皮有些下垂，右眼明显比左眼小。关键这次起的地方还是老地方，铁了心不做手术了。当时正在看黄煌老师的《经方100首》，学到了麻附细辛治疗麦粒肿的经验，管它什么"红肿热痛"，按着六经辨证的思路给自己开了15剂小青龙合麻附细辛，就这么奇迹般地痊愈了，当时还以为得顶着霰粒肿回家过年呢。

大家要记住，目内眦属太阳经，目外眦属少阳经，上眼睑属太阳经，下眼睑属阳明经，眼睛大部分的问题初起还是属于太阳寒水的问题，当从表论治。同时也要充分考虑到现代人体质的特殊性，现在大部分眼疾都是陈寒凝滞经脉或阳气无法升达上注于目所致，尤其是糖尿病导致的厥阴入络，患者的全身脏腑阳气虚衰，水毒、血毒淤积太久，就会损及眼络。所以赵绍琴先生就曾说过，治疗眼病的过程中一定要注意发散，切记不要过用寒凉之品。凉药过用之后，它会凉遏冰伏，反而发不出来。包括治疗麦粒肿和霰粒肿，如果使用凉药过多，往往会形成瘢痕一样的疙瘩。四味大发散就能很好地把邪透出来，这个方子出自于清末的《眼科奇书》，据记载说可以治疗一切寒性眼病、外障眼病，组方有麻黄、藁本、荆芥、细辛和老姜，原方记载麻黄用到30g，初起服1剂或2剂，将陈寒散净，即可痊愈。

霰粒肿和麦粒肿在小儿科中极为常见，截止到现在我已经治好了13例，最小的才2岁，大多都是在少阳论治的。因为现在的小孩儿过食肥甘，脾气任性易怒，加上用眼不卫生，大便不规律，身体发育也都处于太阳、少阳的发陈蕃秀期，容易出现少阳区块夹湿夹郁而相火逆于上，大多离不了小柴胡合麻杏石甘汤、柴胡五苓散、柴胡建中汤、柴胡栀子豉汤、葛根汤加川芎、大黄、桃仁等基础方的化裁。这种病家长最悲催了，在儿童医院挂号的受挫感是很强的，一般去了就是割，就像我小时候经历过的一样，当家长的哪里忍心啊，几付中药就摆平都是他们想都不敢想的，一个小孩子就这么简单地给治好了，全家都 Look to you 啊！

课后推荐大家一部书——《中医眼科六经法要》，四川著名中医眼科专家陈达夫的心血之作，非常经典，读起来绝对令你脑洞大开。

● 剥落"习气"不容易
——对于顽固性皮肤病的一些看法

雨后池上：

对于银屑病你有什么治疗经验吗？

耕铭：

中医不识病却能治病，归根结底还是思维方式的问题。银屑病我遇到的不多，目前只有2例患者，一例是我的一位高中教学主任（病史长达28年），一例是我们中五的一位女同学（病史长达11年），这两位在我的调理下恢复的都比较理想，尤其是第二位皮损已经消掉了大半。虽然自己治疗的不多，但我也想谈谈我对于一些顽固性皮肤病的看法。

1. 当归四逆汤和桂枝去芍药加麻黄附子细辛汤最为常用。阳盛倍芍药，求于柴胡剂、栀子剂、石膏剂等；阴盛倍桂枝，求于苓桂剂、四逆辈、麻桂剂等。这对关系很微妙，可以一直引申变通下去。

2.一定要结合外洗或者药浴，服药后微汗为宜。

3.紧张焦虑多先损皮毛，身心通体舒缓为治本之药。

4.注意皮肤开合与季节时令的关系（肺主治节），冬不妄温，夏不贪凉。

5.心部于表，肾治于里，心肾表里互根，总以培正驱邪为要。切记不要贪伐，盲目使用寒凉功伐之品易伤真元，导致邪反入里，易化阴实，折寿不彰。

6.皮肤病发于阳面和阳经相对而言比较好治，发于阴面和阴经大多病根较深，有时也不单单是表证那么简单。

7.有的皮肤病是一种人体经络能量变迁的暗示性表现，类似于身体上的"小风水"，与患者自身的八字和运气有关，这段必经的时期过后，皮肤病大多也不治而自愈。

8.重视给邪以出路，倡导反治。郁遏之法乃治疗大忌，即便表面上缓解，却在人体深处埋下了一颗定时炸弹。

9.见皮治皮，有时会缓解，更多的会引起病邪转移，当属误治。以皮治皮，即便把所有带皮的中药都用个遍，脱离了六经辨证，我就没见过给彻底治好的。

10.医院里所谓的名医一号、二号方，倘若未见其人，没有进行系统辨证直接开药的，纯属糊弄。记住，西医有广谱方，中医没有。

11.停止乱服药，停止涂抹各类激素。

12.注意呼吸的规律性，肺外现于玄府而司命于气机，生命最根本的运动不是走路、跑步、打篮球，而是喘气。皮肤病的患者大多呼吸不规律，真正能够保证呼吸规律的人也没几个，呼吸法配合上适当体位，就是一个瑜伽士，再加上观想觉悟，就是藏密瑜伽。

13. 太阳底下无新鲜事，明白才能学会放下。头脑聪明者内修大智慧，内心羞怯者外求大格局，体能先天不足者加之以扶阳固本，如此身心得以自在圆融，方不会遍体鳞伤。我记得曾经给一位年轻的硬皮病患者说过："修行就像是把一堆土豆放进锅中，然后不停地搅动，直到它们的外皮（习气）全都剥落为止，什么时候你的硬皮病好了，你也就成'熟'了。"

● 降压谈何简单，中医如是观

若安：

对于高血压的治疗你是如何看待的？

耕铭：

高血压临床上可以分为两类：第一类是原发性高血压，是一种以血压升高为主要临床表现，而病因未明确的独立疾病，占所有高血压患者的 90% ～ 95% 以上；第二类为继发性高血压，又称为症状性高血压，这类疾病病因明确，高血压仅是该疾病的临床表现之一，血压可暂时性或持续性升高。

之前有幸参加过李可老先生的学术纪念会，无意间听取了王端磊老师有关六经辨治高血压的一些看法，我对他的"缺血缺氧论"表示非常赞同，这也契合了中医治病必求其本的理念。从人体自身的作为来考虑，原发性高血压是人体局部尤其是心、脑等重要组织器官缺血、缺氧状态下，机体通过心血管调节中枢做出的一种自我调节性和保护性的反应,通过血压升高来缓解重要组织器官的缺血缺氧。只有认清楚这一点,才能从根本上治愈此病。

西医认识到了原发性高血压发病后人体的各种病理变化,但只是采取单纯的对抗治疗,药物的选择局限于原发性高血压发病机制的局部环节,起到一些利尿、扩血管、降低交感神经兴奋的作用。但没有从根本上认识到原发性高血压背后的实质及人体是个具有强大自我调节、适应能力的有机整体。

虽然有临床试验结果发现抗高血压治疗后患者血压的下降与心血管事件的减少有良好的相关性,但现在还没有临床试验直接证明降压药可以降低患者心血管事件发生的概率。因此也就只能将治疗后血压下降作为抗高血压治疗有效性的"替代指标"。相反,通过长期甚至终身服用降压药,单纯地使血压下降,不仅严重破坏了人体的自我调节和保护机制,反而加重了人体相应部位的缺血、缺氧状态,最终导致机体神经－内分泌－免疫的内环境紊乱,反而会增加心脑血管疾病发生的风险。最近在 BMJ 上亦刊载了科学家们在7952 例肺癌病例身上研究 10 年的临床数据——ACEI 降压元素可导致肺癌,致癌率高于其他类型药物 14%,服用五年致癌率 22%,服用 10 年致癌率 31%。*Circulation* 在 2018 年 2 月发布的中国高血压最新数据表明,我国几乎三分之一的成人患有高血压。而权威医学杂志《柳叶刀》则明确指出肺癌在中国地区主要死亡原因与死亡人数排名中一度从 1990 年的第 8 位跃居到了 2017 年的第 4 位。由此我一直在思考一个问题——高血压与肺癌的病理联系是否已经出现了畸形化转变?

这就像当下中西医结合采用"清热泻火"抑制甲状腺激素合成

与破坏甲状腺组织的治疗手段治疗甲亢一样，因为没有考虑到人体代偿性的整体虚性亢进反应机理，甲状腺本身也是受害者，结果愚昧地以症状反应为主要对象进行针对性治疗，因为过度打压抑制身体的反应，损坏身体的阳气，造成身体整体功能低下，进一步发展为"阳虚"型的甲减。这在临床的常规治疗中已成为常态，甚至有的学者为此提出"甲减是甲亢最终的自然转归"，这就让人哭笑不得了。我还可以告诉你，目前从"阴虚火旺"和抗菌抗病毒论治肺结核实际上与打压疗法治疗甲亢一样，短期见效，等到患者生理机能状态步入三阴之后，很多都会出现肺癌的前驱病变，我父亲之前同事的母亲就是这样，45岁查出了肺结核，80岁查出了四期肺腺癌，而一场癌变的发生至少需要10～15年的时间，这就类似于由甲亢治为甲减，我觉得是很可怕的。

王端磊老师也曾特意强调过，在中医治疗中要摒弃以单纯降低血压为临床目的和疗效的固有观念，把解决心、脑等重要组织器官的缺血、缺氧状态作为临床治疗的核心思想。医圣张仲景依据外感热病的症候表现、演变规律以及预后转归等，在《伤寒论》中创立了独特的六经辨证理论体系。人体在外感热病中表现出的六种症候群，可以归结为机体在疾病状态下的六种神经反应态。疾病作为一个连续不断发展的动态过程，六经的传变、演化和转归恰恰揭示了这种变化规律。

六经辨证不仅能有效指导外感热病的治疗，也同样适用于其他各类疾病。原发性高血压在诊治中，不仅有单纯的六经病，亦往往会出现六经的合病、并病等复杂证型。所以在临床中，灵活运用六经辨证理论，"观其脉证，知犯何逆，随证治之"，遣药处方不拘于一方一法、经方时方，只要把解决心、脑等重要组织器官的缺血、缺氧状态作为临床治疗原发性高血压的核心思想，就能取得满意疗效，甚则痊愈。

以我个人为例，在我的诊治范围内，高血压是附属证候，患者在服用中药期间，我强烈要求他们务必遵循一点——脱离降压药。有的人或许已经长期服用达数年，那么我会根据不同的机能状况制定相应的服药规划，西药用量可以呈阶梯式逐渐往下减，直至最终完全脱离。我的家人现在没有一人服用西药，大到心肌梗死，小到感冒，都是我一人纯中药亲手操办，我姥姥的高血压药和冠心病药在我的调理下已经完全停用了 1 年半多。

不过，有一点需要注意：临床中遇到急进型高血压和高血压重症患者时，必要时要合理使用降压药物，及时有效控制血压，以防止转变为高血压急症等危及生命。

● 半夏星的"渐冻症"迷思

一

原女士的五官清秀端正，可能是因为务农，脸色有些黧黑。可是她并没有像其他农村女人一样因为长期的体力劳动锻炼出一个倍棒儿的身体，恰恰相反，这个身体瘦削，底子虚弱的女士才33岁就被一种古怪的病找上了。

这病怎么古怪呢？形容起来也简单，就是用不上劲儿，从腿到手甚至连嘴都用不上劲儿了。一个正直壮年的妇女，发现自己走路走快了就想要绊倒，手还时不时有僵硬的感觉，天一旦冷了那种不舒服的感觉就会更加明显，说话也会变得不利索……换作是谁摊上这病心理上都承受不了，而她本身又是个特别敏感焦虑的人，那种恐惧感可想而知。

医院的神经内科大夫一开始说她的症状符合渐冻症，也就是霍金得过的那个病，但后来的颅脑CT、MRI等影像学检查又排除了这种可能。医生在下一个罕见疾病的诊断时，回答"是"或者"不是"都还好，唯独这个"不一定是"的说法才让她真心受不了，她可是个平时连气味变化都能敏感到呕吐恶心的人啊！琴弦般紧绷的精神，让她在手机上一遍遍地搜集着原本陌生的医学资料，用一颗紧张到憔悴的心犹豫着自己发生的这一系列肌肉无力的症状到底是不是那个只剩三四年生命时光的渐冻症？如果是，她要怎么面对上帝的不公遗憾走完所剩不多的日子？如果不是，她又要怎么捱过去这份连诊断都下不清的病痛？

二

"你的病是阶梯性逐渐加重的？"耕铭师哥举起手里患者事前填好基本症状的问诊单，瞪大眼睛问道。

"对，我白天小腿肉跳，用不上劲儿，到了半夜肉又发紧，你可能想象不出来，反正我不使劲儿伸腿就没法睡着觉。这种情况先是出现在左腿，后来右腿也跟着这样。从发病到现在，已经半年了。"原女士在脑海里不断搜索着种种关于渐冻症进行性加重这个特征的细节翔实地回忆道，她完全看不出眼前的年轻大夫有丝毫的慌乱，情不自禁地想把自己的担忧悉数交托给他。

"因于湿，首如裹，湿热不攘，大筋软短，小筋弛长，软短为拘，弛长为痿。"耕铭师哥忽然想起这句《内经》原文，直接抑扬顿挫地诵了出来。

"啊？啥意思？"原女士愣了。

"噢，先不用管这个，你接着说，还有什么不舒服的表现？"耕铭师哥微微一笑。

"嗯嗯。"笑眼中的光芒刚好安抚了她的情绪，原女士开始指着她的左腿补充，"我上楼梯的时候明明看见踩上了这只脚却有那种类似踩空的感觉，下楼梯的时候倒不是踩空了，可就感觉自己站不稳，很难保持平衡……"

"'振振欲擗地'是也。"又是一句原女士听不懂的话。

"我一直觉得我的症状就是渐冻症，可是你看。"原女士尴尬地笑了笑，从包里翻出一沓报告单，"第一次检查是在市人民医院做的，第二次是在英诚医院做的，第三次是在毓璜顶医院做的，都没确诊下来……"

"哦？"耕铭师哥仔细一看，"颈2到颈5椎体有脂肪沉积，双髋关节与子宫直肠凹陷有明显积液，余无异常。"

"哦，对了大夫，我关节特别怕冷，不光是手，全身关节都怕冷。"原女士似乎根据这几项结果又想到了什么，"我来例假的时候血块特别多，例假完了还特别容易累，和这病有关系吗？"

"有关系，肯定有。"耕铭师哥笃定地说，又紧接着问道，"容易出现口干、口渴的表现吗？"

"我半夜渴！睡下之后老是觉得自己嘴里干，可是白天也不怎么想喝水，喝水也少。"原女士像是发现了什么，激动地回忆道。

"那你晚上睡眠质量好吗？晚上容易精神亢奋吗？白天容不容易嗜睡或者低迷？"耕铭师哥接着问道。

"不算好吧，我觉得我不大正常，我晚上容易亢奋，可是我睡不够，睡不够8小时这一天根本没法熬，就算睡够了白天也容易犯困。"原女士忽然又想起什么，小声说道，"我和我男人性生活一直不和谐，他是太快了，我是怎么刺激都兴奋不起来，常常很灰心……"

"之前得过咽炎吗？"耕铭师哥突然插了一个问题。

"我得过鼻咽炎，上个月才犯过，嗓子很干很堵，说话有时都感觉沉闷费力，很难受。"

"噢，你的情况我大致了解了，我倒是觉得没有你想的那么严重，咱们再做个综合诊断，补充一下腹诊、舌诊和脉诊，放宽心回家吃药咱就能好起来。"耕铭师哥站起身，一边挽着袖子一边说道，神态自若，感觉已经成竹在胸了。

"啊，真的吗？"原女士觉得自己眼前似乎出现了一株青翠挺拔的松柏，赫然立在风中纹丝不动，她感觉自己荒漠枯水般的生命忽然有了朝气和希望。

三

"师哥师哥！刚才那个患者你是咋想的，快说说！"送走了患者，利宁老妹儿迫不及待地问道，她知道耕铭师哥是一个从不保守的人。

"'大筋软短，小筋弛长'和'振振欲擗地'就够提示你的啦。你先顺着这两个思路说说呗，可不能总是光捡师哥的诊断结果啊。"耕铭师哥慢条斯理地答道。

"好嘞！"利宁老妹儿爽快地答应了，"'大筋软短，小筋弛长'出自《素问·生气通天论》，与她的临床表现很像，可以据此大体判断她经络的湿气很重，天冷加重的痿证又提示这是一个太阴风寒湿表证；'振振欲擗地'出自《伤寒论》第82条，描述的是真武汤证水毒泛滥侵袭肌表引起局部组织缺氧导致的身体震颤、站立不稳而欲扑倒之象，她这种走不稳的情况和这句话也太贴切了，简直就是活教材！"

"嗯，还不错。"耕铭师哥抿了抿嘴，给你看看她刚才的综合诊断结果，你再接着顺顺，说着把刚才的记录本推给老妹儿。

"脉象中取微细涩，沉取虚而无力；舌正中明显裂纹，苔薄白，舌下瘀络不明显，舌体偏瘦；腹诊查得心下动悸和脐上动悸极为明显（++++），脐下动悸次之（++）……喔，虽然我现在还分不清这些动悸部位和强度所代表的意义，但是我记得师哥你说过，一般情绪上特别敏感的人会容易出现心下动悸的表现。"利宁老妹儿皱着眉头，一边思索一边念叨。

"对，你有没有发现这个患者有一个特点，通常没有几个患者能把自己的病情描述得如此细致入微而又逻辑严谨的，这与她农民的身份不太相符，不像扈三娘的泼辣大气，反倒傲娇细腻。"耕铭师哥循循善诱道。

"哦！我明白了，她是一颗'半夏星'！"利宁老妹儿灵光一闪，忙翻笔记，"啊！我找到了！半夏星——健谈机智，颜值高，感情丰富，能言善辩，忍耐力极不稳定，多才多艺，对表演和语言具有天赋，容易在咽喉附近出现异样感觉，多疑多虑，情绪波动大，追求完美，易患神经系统疾病。代表人物：张国荣。这也太符合了吧！"

"对喽，焦虑先伤脾胃，她除了有明显的动悸，同时还伴有右少腹急结，深度按压还伴有明显的肠鸣声和水声，结合她舌正中央有明显的裂纹，平时还容易反酸，可以推断这个人脾胃中州的营卫明显转枢不利了，用药呢，就得借助半夏的宣开滑降之性，帮助她转枢中焦的营卫气血。倘若我们不能明辨患者的核心药证体质，也就很难让我们的诊疗获得'四两拨千斤'的效果。这也是盲目套用《中医内科学》痿证诊治内容的弊端，忽视了人体整体的圆运动与所有症候群的接续连贯性，单纯就病论病，即便治法再丰富，也容易犯'摁下葫芦起来瓢'的毛病。"耕铭师哥一脸得意，利宁老妹儿还有点儿云里雾里。

"师哥师哥，她左胸胁还有点儿轻微苦满。"老妹儿提醒道。

"这说明是她少阳区块出现问题了呀，伏阴为病，少阳、少阴作为枢纽都容易出现相对应的问题。"发现利宁老妹儿彻底放弃了自主思考，耕铭师哥也不继续为难她了，直接"侃"起"大山"来，"她少阳枢机不利的表现相对还是比较少，但是她少阴的症状却明显而又集中，晚上睡觉的时候阳分入阴分，伏阴就容易此时感召发病了，所以她交感和副交感神经调配障碍的神经变性问题有好多都是出现在半夜，比如那个口干和小腿发紧。"

"嗯嗯！"利宁老妹儿大概是第一次听到这么长的陌生词汇，所以格外坦然地问道，"交感和副交感神经调配障碍的神经变性问题是个啥？"

"其实就是这个患者少阴表阴阳俱虚相对应的西医病理，白天嗜睡晚上亢奋，还有性生活的兴奋点很低，加上她原本体质羸瘦，才93斤，原本就是阴性体质的底子。对付这种问题就要考虑以半夏剂为核心的麻桂调平法，麻黄与桂枝一个可以兴奋一个可以抑制，同时我又考虑了桂枝-甘草-人参法来代替补中益气汤里的黄芪。"

说到这里，耕铭师哥拿笔写起了方子，"这是一张治疗病陷少阴、太阴同时兼顾少阳的方子，可谓百搭不厌！"

只见古色古香的纸上笔走龙蛇，依稀可见：

类似证可见《伤寒论》第 160 条：

伤寒，吐下后，发汗，虚烦，脉甚微，八九日，心下痞硬，胁下痛，气上冲咽喉，眩冒，经脉动惕者，久而成痿。

病属少阳内陷少阴、太阴，试拟膏方一具：

生麻黄 200g，苦杏仁 300g（去皮），生甘草 200g，紫油桂 300g（碎），大枣 400g（擘），云茯苓 400g，鲜生姜 400g，蒙苍术 300g，黑柴胡 300g，杭白芍 300g，生旱半夏 300g（碎），生附片 300g（去皮），人参须 300g，蜂蜜、阿胶、食用明胶适量制膏。

当晚耕铭师哥没着急睡觉，而是熬起了他最为得意的膏方。

四

原女士回到了招远老家，耕铭师哥嘱咐她服药期间要听话照做，出现瞑眩反应就要及时在微信上与他联系。

虽然瞑眩反应听起来确实吓人，但耕铭师哥的众多患者对他这种雷厉风行的作风感到更多的却是安心，原女士也不例外。

原女士服用膏方伊始就拉肚子了，不过也只是规律的中午、晚上各一次，还可以忍受。

随后她浑身发麻、头晕了几天，也能忍住。不过这期间出现的一次感冒可谓"刻骨铭心"。

2 月 16 日下午 3 点半，她自觉不适就量了量体温，一看37.5℃，起先没怎么在意，结果才刚要黑天的时候，这场感冒就直接发展到浑身酸痛、四肢无力的程度了，她头痛得很，怕冷也特别明显，又试了次体温，嚯，都38.9℃了！

原女士马上联系耕铭师哥，在他的指示下给自己加服了1剂中药——葛根汤加附子、细辛，发汗之后夜里2点烧便退了，不过睡觉的时候就觉得后腰又沉又痛，朦朦胧胧中她感觉自己特别喜欢使劲儿伸展身体的各个部位，仿佛身体通过伸展正在无限延长，非常舒服。

第2天，天刚刚亮她就醒了，是被自己骨盆处传来的疼痛疼醒的，只感觉那种疼跟自己生孩子时开骨缝是一种疼法，一量体温38.5℃，竟然又烧起来了。

这天上午，原女士又在耕铭师哥的指示下加服了一剂中药——比昨晚的方子多了味杏仁。喝完不到1个小时，她就感觉自己的骨盆不再疼了，不过这时候肩膀和大腿根儿又开始一下一下地疼，好在没有骨盆的疼法那样难以忍受。

她觉得自己是真的感冒了，这天她一边觉得自己没力气，一边在不停地擤鼻涕，还是那种又黄又厚的黏鼻涕，估计这天擤的加起来能凑满一个小号的杯子了。她同时无奈地意识到，自己不光鼻子不能透气了，嗓子也是又干又疼，因此她还不敢随便咽唾沫。

这样子忍受了一天之后，第3天上午，耕铭师哥又给她准备了一个小小的新方子，药味如下：

紫油桂9g，生旱半夏9g，生甘草6g，干姜7.5g，去皮生附片9g，云茯苓12g。

一打眼，6味常用药而已，也看不出什么特别之处，但就这小小的方子，却足以让原女士的疼痛烧灼消失得烟消云散了。上午还是咽口唾沫都要忍着疼的嗓子，喝过药刚过晌午，嗓子就恢复了正常，当晚，她的其他不适感也全都不见了。

在耕铭师哥的帮助下，原女士和这场感冒的斗智斗勇可谓取得了绝对的胜利，这场胜利也成为她这颗半夏星丢掉疑似渐冻症病痛的转折点。惊喜、佩服、轻松、信赖，这 8 个字足以概括原女士的多种心情变化了，耕铭师哥已然成为她心目中的"霹雳小神医"，因为战胜那场感冒之后，她的瞑眩反应也就像之前医嘱提到的那样自动消失了，膏方带来的剧烈反应彻底被她身体的日渐恢复所替代。

就这样，她按着耕铭师哥守方不变的治疗思路，老老实实地吃了将近 3 个月的膏方（2019 年农历新年之前开始吃的膏方，过年期间停服过半个月），在先苦后甜的喜悦中，于 2019 年 4 月中旬宣布自己彻底痊愈。

附：患者微信部分反馈摘要

张大夫，您好，回来后经常看朋友圈关注你，一方面是出于自己病情的需要，另一方面出于第一次遇到你的感觉。在校门口见到你，第一反应这么年轻治我这疑难杂症靠谱吗？坐在对面你开口问诊的时候，我忽然感觉到你身上那种让人非常的信赖和充满善意的气场。回来吃了中药身体的反应让我确信您的实力。

也许是心里装了太多事，最近半夜二三点钟醒来会有一二个钟头不困（算是失眠吗），跟你说一些我的人生经历，刚开始有一瞬间的顾虑，毕竟不是在虚拟世界，我居住的地方离您的家也就一两里地。忽然又有些想笑，因为对你的感觉，让我觉得自己多虑了。有些话说出来可能对我的病情更有利。

我家姐弟仨，我老二，和我弟相差一年半，从小经常寄养在不固定的亲戚家，直到六七岁，性格有些相当顽皮固执，在邻村上幼儿园因为不听管教（至于因为啥没印象了），在门外踢教室门被开除了，然后我就开始出名了。之后在自己村刚开的幼儿园上学，在小学三年级遇到一个脾气很坏的老师，我死倔犟的脾气，让我受到他长达两年的精神摧残。直到五年级迁校遇到位好老师，一年后升初中，我变得有时候单纯活泼，又经常不合群，硬心肠。有时候爱自尊，又有时候什么都无所谓。遇到过两次社会人，但好在有惊无险。上高中后觉得自己这么大还花家里辛苦挣来的钱，会有罪恶感，在物质上苦待自己，高三时脚趾开始出现异常。高考成绩尚可，但报二本热门专业失利。

　　之后参加工作，自己感觉敏感又很不自信，2007年妈妈出车祸，一度出现恍惚，听到街上人说话会以为妈妈声音，出去迎接。2010年结婚（相识不足1年），2011年怀我女儿6个多月时，爸爸出车祸，我和父亲关系不太好，他脾气暴，我太倔强，经常挨打，从高中时4年不和他说一句话，直到妈妈出事，看他太难受，才和他说话，之后关系还可以。

　　我女儿出生后我一度抑郁，还好遇到好婆婆，虽然是我前夫的后妈，对我和孩子很好，一直到现在。在孩子没满2岁时，孩子的爸爸赌博离家出走，因为之前没察觉（他常以加班为借口），事出忽然，那段日子人又开始恍惚，感觉活在梦里，很不真实。如果不是因为女儿的哭声，我清醒过来，可能人都神经了。之后我起诉离婚，白天上班，晚上把孩子从她奶奶家领回来，从那时开始几年没有性生活。

前年认识现在的老公，因为他和自己很相似的生活经历，我们在一起珍惜彼此，也想过再要个孩子，但我发现自己已经性冷淡，人也常杞人忧天。孩子如果撒谎我就很暴躁，会下手打孩子，之后又心疼得很，现在很怕孩子受我影响，步我后尘。

不知不觉说了这么多，多有打扰了。这是我服用中药的第28天，我现在下楼的平衡感好多了，腿不瘸了（有时还有轻微症状），抬腿没多少变化，转身不会摔倒了，单腿站立平稳多了，右手变化不大，但手腕也不觉得痛了，左手也能握紧了，使劲的时候虽然还有点发软，这些天感觉腿有劲了，晚上小腿也不发紧了，明显比以前强了许多。我到现在都觉得不可思议，实话实说，我觉得你不像人，而是一个神！你治愈的不单单是我的身体，更重要的是精神！十分感谢！

耕铭评：

一个人毕其一生的努力就是在整合他自童年起甚至从胎儿期就已形成的天性和性格。所以，想不通的时候，不一定非得努着往前走，也许回下头，就能恍然大悟。这里为大家推荐一部我一直视为珍宝的儿童文学——《爱的教育》（夏丏尊译本），它真的值得我们大人再三深入去阅读。耕铭遇到过太多太多原生家庭影响阴影化与畸形化的患者，或许当我们重新开启爱的教育，生命也会因此而变得不可思议。

（本文改编自张耕铭的一则真实医案，文中出现的症状体征与用药情况均属实，仅供同道借鉴，若无专业人士指导不建议盲目照搬治疗方式。）

注：渐冻症，是肌萎缩侧索硬化症（ALS）的通俗名称，目前

依然缺少有效可靠的疗法。其症状有肌无力或抽搐、口齿不清或身体活动出现问题，这些也可能是其他疾病的症状，目前没有单一的检查能够诊断 ALS，医生需要进行多种检查来确定患者是否是 ALS 或其他疾病。英国著名物理学家史蒂芬·威廉·霍金生前即患有此病。

● 贼邪奸，不敌医道巧
——股骨头坏死治愈案

一

在中国的西方，红海沿岸，接壤撒哈拉沙漠东端的地方，有一个国家名叫苏丹。受益于石油等资源的丰厚，苏丹经济在非洲国家中居于前列，也因此成了中国在非洲重要的经贸伙伴。近年来随着中苏合作的日益密切，越来越多的中国公司开始在苏丹开展业务，也自然从中国带去了不少务工人员，其中就包括从事冶金工业的杨先生。

2018 年是杨先生在非洲打工的第 3 个年头了，下半年的工作快要接近尾声的时候，他一不小心染上了感冒，因为吃药没能把居高不下的体温降下来，所以他没办法只能请假去了苏丹当地的医院。此时的苏丹已经有了相对先进的医疗卫生条件，这个 34 岁的精壮小伙子便很放心地让自己躺在医院里打了足足一周的吊瓶。

苏丹的吊瓶和国内的吊瓶规格不太一样，瓶子看着就大，基本上相当于一瓶农夫山泉的量，一天 1 瓶，7 瓶"农夫山泉"下去，没想到根本没能压住感冒的嚣张气焰，7 天下来烧还是没退。独自一人在异国他乡忍受病痛的折磨，让这个为了家庭常年吃苦耐劳、踏实肯干的男子汉也难免有些孤单无助。不过他的成熟向上并没有受到疾病的影响，他想快点儿好起来，早点儿恢复就能早点儿挣钱，在苏丹的医院耗着不是办法，自己的病情显然没能往预期的方向发展，要想解决问题还得回国。

迅速出院，迅速回国，几乎只花了一天，他就已经在首都医科大学附属医院的病床上躺着了，不过令他哭笑不得的是，他的主治医师是把他作为急性胆囊炎的患者来收治的。

国内的吊瓶疗效很快上去了，半个月过后他就因为各项指标的回归正常顺利出院了。由于长时间操心所以年纪轻轻白发就依稀可见的他，现在已经十分想家了，正好他可以趁着自己大病初愈，多吃几次妻子做的好饭好菜，听孩子多叫几声爸爸。

就在他下了火车，拖着行李，抱起向自己飞奔而来的 6 岁儿子时，只感觉自己的髋部一阵剧痛，暗自心想，"我就在医院里躺着，啥活儿没也干，怎么把左胯给拉伤了呢？"

由于只是间歇性的疼痛，杨先生也没在意，就这样在烟台老家歇了两个星期，他便回到了苏丹继续工作。

二

即将步入 3 月的烟台春意零星，寒气料峭，耕铭师哥发现面前的这个体型壮实面色黝黑的男人眉头微微皱起，关切地问道，"天冷了就疼得厉害些是吧？"

"哎，是是。除了天儿冷点儿，阴个天下个雨也疼得厉害。"在妻子陪同下的杨先生勉强地笑了笑。

"他年前股骨头那儿就不是很舒服，没在意直接回非洲接着干活儿去了，这不是过年回来了嘛，老家天儿也冷，疼得更厉害了，到医院一查结果说是激素性股骨头坏死。"杨太太一脸委屈的神色，"大夫说是过度使用激素导致的，咱也不知道是因为年前在非洲的那次感冒还是因为回来的时候又被查出来的胆囊炎，反正这两个病让他挨了不少西药。"

"肯定都有关系啊。"杨先生直爽地接过妻子的话茬，说着顺手从她妻子的包里拽出来一个塑料袋，里面放着提前准备好的片子和一板儿棕色的药片，"大夫给你看看这个，我这一个月就吃这个药，也没见轻。"

"哦。"耕铭师哥举起那张片子，在阳光下比了比，若有所思，"你们刚才说，感冒了又查出了胆囊炎，然后又查出了股骨头坏死，这期间不是打吊瓶就是吃西药？"

"对对，感觉我对象就是叫人家给治成这样的。"杨太太连忙点头。

"唉，太阳病外证未解，不可冰也！"耕铭师哥连连摇头，语气中尽是惋惜。

虽然没听明白耕铭师哥说的是啥，可是他这一摇头把夫妻俩都给吓坏了，杨先生直接低下了头，无奈地苦笑，杨太太还没放弃，"小张大夫，那你还有办法吗？"

"办法是有的。"耕铭师哥冲她笑笑，"不就是一步一步被治坏了么，我再给他一步步治回去呗。不过——"说着，又看向杨先生，"你可得做好短期遭罪的心理准备啊！"

"这个没问题！"夫妻俩几乎是异口同声。

三

"舌淡苔白略厚腻，舌体胖大，齿痕明显，舌下瘀络明显。"利宁老妹儿漫无目的地念着当天的病例记录单，她现在还没练出来耕铭师哥顺藤摸瓜找证据下诊断的水平呢，只能想到啥问啥，"师哥师哥，除了这个舌下瘀络明显，我也没看出来他的舌诊有啥特殊之处。不就是有点儿阳虚，体内有寒湿嘛。"

"肾阳虚水泛说对喽，你看他的脉沉涩而紧，至于舌下瘀络，可以考虑体内气血水不利，不然他的脉也不可能涩而紧。"耕铭师哥淡然地答道。

"啊？为啥一定是肾？"利宁老妹儿反应不过来了。

"谁主骨？""肾。"

"他是什么病？""股骨头坏死。"

"懂啦？""嗯。"

"那用六经怎么去看？"

"嗯……应该是少阴区块的问题，至于表里阴阳，呃，表里阴阳……"利宁老妹儿托腮蹙眉吞吞吐吐，"我能用排除法不？要是少阴里证，那就不该是风寒湿在表的这种痹症，反而是那种类似于癌前病变的慢性病潜伏状态，躯体症状不容易表现出来，诊断也比较难以发现，所以可以排除里证；要是他表阴虚的话，他也不该这么壮实，应该只是单纯的少阴表阳虚证！"

"嗯，分析得不错。把我一直以来强调的六经必分阴阳表里的原则给用上了。《内经》云'少阳主骨'，我认为'少阴亦主骨'，思路和你的类似，当然也和少阴、少阳共为枢纽互根互用有关。"耕铭师哥大方地夸奖了利宁老妹儿，接着又开始了他独具一格的头脑风暴，"不过他这个股骨头的位置还是蛮有意思的，刚好在柴胡带也就是少阳经上，也就是说，这不是一个普通的单纯器质性股骨头坏死，而是一个标在少阳本在少阴的少阳、少阴兼具的股骨头坏死。结合你刚才得出的，这个人应该是一个少阳区块湿瘀互结兼少阴表阳虚证。"

"嘿嘿。"又过了一关的利宁老妹儿乐开了花。"师哥，你再给补充点儿呗，这个三阴病啊，我在没有你提示的情况下还是傻傻地分不清。比如'死，不治'的那个是哪个来着？"

"拿本来！记！"耕铭师哥捋了捋他的头发，摇头晃脑地等着利宁老妹儿备好纸笔，"听好了！厥阴里证，死不治；太阴里证为难治；少阴里证不好治。从难到易这么记就是厥阴、太阴、少阴。因为太阴里证是腑气衰竭，而厥阴里证是脏气衰竭，比如晚期心衰、肝癌等，这样的确实已经无力回天啦。"

"因为少阴和少阳都是六经转归的枢机标志，所以还是相对好治是吧？"利宁老妹儿一下子想起来耕铭师哥曾经提到过的伏邪。

"对！你知道为什么现代人伏邪多吗？因为现代属于后抗生素时代，我们大部分人或多或少都经过西医寒凉郁遏之法的误治，再加上贪凉、摄入添加剂、垃圾食品等不良饮食习惯，导致一些性质属阴的毒素潜藏在体内，患者可能当时感觉不到，可一旦遇到外在的致病条件，伏邪便会内外感召而令人得病，这就是伏邪的发病特质。"耕铭师哥瞪起他那滴溜溜圆的大眼睛，神色严肃地说道。

"那，这个患者体内的伏邪不会就是他在苏丹打过将近一周的吊瓶吧？"利宁老妹儿也神色严肃地问道。

"对！可能本来他就是个简单的桂枝汤证，结果非要用寒凉打压，逼着体表的邪热内陷，先是跑到少阳，入里化热搞出了一个急性胆囊炎，接着又被误治，让邪热进一步内陷，从少阳病急转少阴病，邪热也就随之进一步入里寒化而作生阴浊。可以说，吊瓶是给他本身的伏邪助长了气势，加快了由少阳急转少阴的进程。"耕铭师哥的眼睛里泛着凝重的光，透过反光的镜片依然可以感觉到其中的锐利。

"那我们还要兼顾他前面得过的那些病吗？"利宁老妹儿弱弱地问。

"要啊，不过不能用一张方子了，治病如同打仗，每一场战斗咱们都不能浪费一兵一卒。"耕铭师哥卖着关子，神秘地笑了。

四

杨先生带着从耕铭师哥那儿抓的 20 剂药回到了家，他完全不知道自己会发生什么样的反应。不过由于他本身是个吃苦吃惯了的人，对这种一般人会恐惧的事情既不纠结也不在意，心态上反倒轻松得很。

第一张方子是耕铭师哥专门集中火力修复少阴表阳虚证的：

清化桂 15g，去皮生附片 15g，鲜生姜 20g，生甘草 10g，辽细辛 10g，生麻黄 10g，苦杏仁 15g，云茯苓 20g，蒙苍术 15g，大红枣 20g。

不论是麻附辛还是姜桂附，显然都是精兵悍将的绝佳组合，一上来就直捣贼寇老巢，遏住其咽喉，贼窝乱了，自然开始出现激烈的反击。

杨先生才吃了1剂，身体就有了反应。因为不能耐冷，平时他总要开着电褥子睡觉，喝药之后他发现，到了夜里自己的腿对电褥子的温度异常敏感，一直不停地出汗，妻子反映说，这汗有股子很重的臭味。过了几天，他觉得股骨头那里很疼，几乎是和脱臼差不多的疼法，牵扯得整条腿也格外疼，肌肉很酸很胀，整条腿已经疼到他不能下床。随之环跳、居髎周围的皮肤上也出现了一些密密麻麻的小红疙瘩。

除了这些病位周围的剧烈反应，杨先生身上其他地方的毛病也接二连三地开始出现。先是犯了慢性咽炎，然后眼睛里开始有异物感，疼得丝毫不敢转动。先前的毛病都能忍，唯独这眼睛受不了，去医院一查原来是急性角膜炎，拿了点儿托百士眼药水，滴了几天也慢慢好了。

再然后腹部胆区的皮肤上冒出了几颗一碰就疼的白头粉刺。紧接着，也是在他这20剂药快吃完的时候，他忽然感觉自己小腹有点儿疼，想尿尿，可是却尿不利索。一个30多岁的大男人身体出现这样的变化不免有些慌张，他马上去了医院做了彩超，接诊的医生告诉他，原来是他多年前就查出的右肾部结石在作祟，不知什么缘故结石得以自行脱落，刚好堵住了他的输尿管。

听到这个诊断结果，杨先生可谓是又惊又喜。也恰好该找耕铭师哥复诊拿药了，他坚信耕铭师哥会有办法解决这个"尴尬"的问题。

第二张方子面临的是一场遭遇战，我方的关键运输通道被原本已经缴械的敌方战机残骸给堵住了，怎么办呢？在结石没被尿出来之前，耕铭师哥让杨先生按照下面的方子抓 1 付喝 1 付，同时在这个过程中配合自主憋尿和蹲起跳高的动作有目的性地用力小便以排石。

清化桂 15g，去皮生附片 15g，鲜生姜 20g，生甘草 10g，辽细辛 10g，生麻黄 10g，苦杏仁 15g，云茯苓 20g，蒙苍术 15g，大红枣 20g，杭白芍 30g，肉知母 15g，黑柴胡 15g，生旱半夏 15g，扁桃仁 15g，血琥珀 10g（打粉兑服）。

功夫不负有心人，新增的兵力——推陈致新的柴胡、柔肝止痛的芍药、清热益阴的知母、活血化瘀的桃仁、利尿通淋的琥珀、宣开滑降的半夏标本兼顾，6 付药下来就让杨先生成功地把结石给尿了出来。

接着，耕铭师哥又把第二张方子化裁了一番，可谓是少阴与少阳兼顾守方的第二阶段：

清化桂 15g，去皮生附片 15g，鲜生姜 20g，生甘草 10g，辽细辛 10g，生麻黄 10g，苦杏仁 15g，云茯苓 20g，蒙苍术 15g，大红枣 20g，杭白芍 15g，肉知母 15g，黑柴胡 15g，生旱半夏 15g，扁桃仁 15g。

自从吃药后阳气来复推动了体内异物的排出，杨先生的身体反应也开始明显向良性的方向发展，咽炎自行痊愈，最关键的是他的股骨头疼痛也大为缓解，活动比之前轻快多了。当他喝完第二疗程剩下的 14 付中药，三诊的格局顿时爽朗轻松了许多。

除了以下方剂继续用来杀敌解困：

清化桂 15g，去皮生附片 15g，鲜生姜 20g，生甘草 10g，辽细辛 10g，生麻黄 10g，苦杏仁 15g，云茯苓 20g，蒙苍术 15g，大红枣 20g，杭白芍 15g，黑柴胡 15g，生旱半夏 15g，扁桃仁 15g。

耕铭师哥还派出了自己最得力的一队亲兵，用以改善杨先生的体质：

生旱半夏 15g，生甘草 10g，小黄姜 12.5g，去皮生附片 15g，紫油桂 15g，云茯苓 20g。

两个方子各 10 剂交替服用。

四诊时杨先生脱胎换骨，举手投足间掩饰不住自己痊愈的兴奋。

整个治疗过程仅用了 2 个月。

宋朝的李曾伯有诗曰：

用药如用兵，命医犹命将。

医良则身安，将良则师壮。

表里孰虚实，存亡在俯仰。

能出康济方，忧虑危急状。

活法虽指间，活机寓心上。

活国与活人，一忠乃可仗。

我原将皆方虎医扁仓，四海生民举无恙。

放在这里还颇为应景。

（本文改编自张耕铭的一则真实医案，文中出现的症状体征与用药情况均属实，仅供同道参考借鉴，若无专业人士指导不建议盲目照搬治疗方式。）

注：股骨头坏死又称股骨头无菌性坏死，或股骨头缺血性坏死，是由于多种原因导致的股骨头局部血运不良，从而引起骨细胞进一步缺血、坏死、骨小梁断裂、股骨头塌陷的一种病变，手术治疗是目前最主要的治疗方法。目前，长期或大量应用激素已成为股骨头缺血坏死的首位发病因素。激素性股骨头坏死恢复比较困难，致残率高，随着病程的发展，会造成股骨头不可逆的损害，严重影响患者的生活质量，已受到世界范围内骨科领域的广泛关注。

● 三年早饭频呕逆，
奇葩宝贝"柴胡星"

一

9点的太阳辉照着有点儿热闹的金陵街道。

费先生和平时一样，在四处奔忙的车流中习惯地开着车。

车里安静地坐着一个瘦弱的小男孩儿。

大人小孩很默契地无声了好久。

"你妈妈又给你联系了一个大夫，咱们这周六去看看吧。"费先生率先开口了。

"嗯。"小男孩儿条件反射般地往他身边的书包上趴去，有气无力地回应道。

费先生没再说话，透过后视镜还能依稀看见刚满10岁的儿子蜡黄的脸，他每天都看着儿子受一样的罪，每天也都是一样地心疼。

3年了，他的宝贝儿子每天早上吃饭就吐的怪病已经持续3年了。

遍访名医，四处求诊，南京、上海、北京都留下了他们求医的足迹，西医检查做过无数，中医汤药喝过不少，可是没能见效。

别的孩子都是正常时间七八点上学，唯独他家孩子例外，一家人因为孩子的病，每天清晨不是发呆，就是焦虑，固定不变的绝望奠定他们一整天的灰白基调……其实只要过了那个上学高峰期再吃饭，孩子就不会吐了，可是这么老是耽误第一节课不是办法啊。

妻子也试图让儿子带早饭去上学，下了课再吃。

"我不！"儿子很抗拒，从心理到身体都很抗拒，"我不想被别人看见我吃饭！"

"别叫他带饭了，孩子不愿意咱就让他吃完饭再上学吧！"溺爱孙子的老母亲提出了自己的看法，"你儿子在学校里吃不吃咱也看不见啊！"

一语道破了3个大人共同的顾虑。

一边维持着现状，一边不放弃求诊，四口之家就这样共同折腾了3年。

想到这里，费先生叹了口气，他是保险公司的业务经理，妻子则在一家证券公司工作，夫妻二人都是土生土长的南京人，工作体面，生活富裕，原本想着在这偌大的南京城，自己混得也不错了，可是……唉，他一定要把自己聪明可爱的儿子给治好！

二

"等等，你们的意思是？不光吃饭吐饭，而且喝水还吐水？"

放下一沓并无异常的西医诊断报告单以及形形色色以健脾理气为主的方子，耕铭师哥扶着眼镜，又确认了一遍。

"对对，小张大夫，我孙子这样已经 3 年了……"围着小男孩儿的老太太率先开了口。

"他啊，除了每天早上七八点进食必吐的那一会儿，其他时候吃饭身子也挑剔，饭的口味或者质地只要他不喜欢了就一定会吐出来。"没等老太太表达完，小男孩儿的妈妈就直接开始自顾自地说，可以感觉到这是一个气场很强、很有主见的女人，期间费先生一直以倾听者的姿态站着，看他的样子倒是很习惯妻子的干练爽快，想必费太太在家里有很高的发言权。

"每天早上他都会嗳气，觉得胃那里胀，有口气儿憋着往上顶似的感觉，大便一天一次一直都挺正常。"显然费太太带着孩子看病久了也早已摸清医生问诊的套路了，主动提供着各种琐碎的线索，倒是省了耕铭师哥不少事儿，"他平时也不怎么喜欢喝水，喉咙经常发炎，本来就体质差说话少，一嗓子疼说话就更少了。"

"一个周还要游三四次泳，完了都要喝一杯凉东西，不是没热过的纯奶就是冰凉的酸奶，体质能好？整天手脚冰凉！"一旁的奶奶终于可以插话了。

"别人家的孩子一样喝牛奶，体格不都棒棒的？妈，现在正好大夫在这里，咱问问他，你给我儿子喂饭喂得那么精细，是不是这才是最根本的问题？"费太太说完，立即看向耕铭师哥。

"'形寒饮冷则伤肺'。在藏医与中医的观点里，乳类食物质重滋腻，性甘寒，能生津补虚损，但平素脾胃虚寒、腹胀便溏、痰湿积饮的患者不宜服用。现代人的营养观念是从西方传过来的，适合咱东方人体质养生的饮食观念还得从老祖宗那里找答案哟！你们俩啊，都得改改喽！"耕铭师哥很真诚地笑着，扫视了一眼在场的人，最后把目光投向小男孩儿。"这个娃娃咋看着么意欲不振呢！走，哥哥带你去做腹诊。"

三

"耕铭师哥，这个病案上咋没有脉象啊。"利宁老妹儿拿着病案记录本幽幽地问。

"适合脉诊的时间是早上空腹，这个小朋友刚吃完晚饭不适合脉诊。"耕铭师哥神色严肃地答道，随即又笑了，"当然这只是原因之一。小孩儿寸口太小了，脉诊的结果显然没有给他直接做腹诊客观，再加上舌诊够你分析的了！"

"喔。"利宁老妹儿眨了眨眼，"那我试试。"

"舌淡水滑，这个娃娃的脾也太差了吧，身体还蛮多水湿的。"利宁老妹儿不假思索地说，"腹直肌紧张，腹诊脐上动悸和心下动悸都很明显，这还是个敏感的孩子，不过他才 10 岁啊！"

"哎嗨，方向上来就抓住了，别松劲儿，继续！"耕铭师哥鼓励道。

"啊？"其实利宁老妹儿刚才只是套了耕铭师哥教过的诊断经验结论而已，她根本不明白所谓的方向在哪里，可又不想放弃一个良好的开端，便硬着头皮继续分析，"这个娃娃吃饭吐饭，胃胀而不适，像是气痞；同时又存在喝水吐水的情况，平时也不喜欢喝水，加上他的舌淡水滑，基本上可以判断，他也有水痞。啧啧啧，这孩子体内的水邪咋这么像五苓散证说的那种水逆的状态啊。"

"敏感呢？"耕铭师哥提醒。

"敏感……"利宁老妹儿一下子反应不过来。

"再提示一下，经常嗓子疼说明什么？"耕铭师哥期待地看着她。

"嗓子……敏感……少阳……情志……"利宁老妹儿暗自嘟囔，急得直搓手。

"哦！我知道了！这个小男孩儿得从他的性格上着手！"说完开始翻她的大本子，"柴胡星——皮肤暗黄，体型瘦长，肌肉坚紧，脸部轮廓分明，意欲不振而又敏感多疑，易患有气郁、气滞症，头脑敏锐，坦率，处事谨慎，有责任心，分析能力强，但容易受外界影响，自尊心强，容易抑郁，易患神经系统疾病、免疫系统疾病、呼吸系统疾病、消化系统疾病等。代表人物：鲁迅。虽然10岁还不是性格成型的年纪，但是这个孩子说什么也不当着他同学的面吃饭，就足以说明他有着极强的自尊心，总归是少阳枢机的毛病。"

"嗯嗯。"耕铭师哥终于满意了，"柴胡星的气痞、水痞就可以归纳为少阳气血水不利，据此我们需要四逆散合上小半夏加茯苓汤、枳术汤来治疗。这个少阳气血水不利证的根源病机其实是他本身肝胃不和，又得通过调和肝胃、健运脾胃的小建中汤来治。"

"肝胃不和？"利宁老妹儿瞪大了眼睛，"如果诊断出肝胃不和就是治这个病的关键的话，那之前的名医们咋都没看好？"

"其实他这种应激代偿功能反应太过暗示的就是肝的问题，那些老前辈们，大概是因为看着孩子小，压根儿不曾想他会和一般大人才会出现的木贼土困是类似的病机，只看到了脾虚就单纯补脾，呕逆就单纯止呕，没有考虑到肝的问题，更没有考虑到少阳气血水不利的基础病理状态。"耕铭师哥猜测道。

"喔！原来如此。"利宁老妹儿恍然大悟，"看来给小孩看病才是临床中最考验细心观察和缜密推理的，再厉害的人稍不留神儿也会偏了方向。"

这个所谓的四逆散合小半夏加茯苓汤合枳术汤合小建中汤的方子，耕铭师哥还给它起了一个好听的名字——摄魂还乡饮类方：

北柴胡9g，生甘草6g，炒白芍12g，麸炒枳壳9g，清半夏15g，茯苓12g，大枣12g（掰），干姜7.5g，肉桂9g（碎），苍术9g，麦芽糖三大勺，10剂。

四

除了给小男孩儿开了10剂摄魂还乡饮类方，耕铭师哥还专门下了一个禁食生、冷、水果和牛奶的医嘱。

小男孩儿奶奶的顾虑其实是有道理的。我们学校的国医大师张灿玾老就一直认为"洗澡伤肺卫"，所以老人家晚年洗澡并不勤，多半喜用毛巾沾温水擦拭一番即可。牛奶性阴润寒凉，游泳完后喝凉牛奶，正好凑成了"形寒饮冷则伤肺"的病理模型。

叶天士在《温热论》中说过：温邪上受，首先犯肺，逆传心包。

我们完全可以提炼出这句话的内在思想，进而打开思路：

既然，温邪上受，首先犯肺，因为温邪属阳其性趋上，故可以向上逆传心包；那么，寒邪外受，首先犯肺，因为寒邪属阴其性趋下，故可以下循太阴肺经，还循胃口，下隔逆传脾胃。

两个句子一结合，便是"温邪犯肺，逆传心包；寒邪犯肺，逆传脾胃"，就这样，耕铭师哥在叶大侦探的启发下，抓住了真凶——小男孩儿肝胃不和体质的形成与喝牛奶等生活习惯有着直接关系！

耕铭师哥起先要小男孩儿每天喝 3 次药——早上 7 点半、下午 3 点半、晚上 9 点半各一次，因为他本想着早上 7 点到 9 点是阳明胃经循行的时刻，这时候药力发挥得会更好，无论小男孩儿喝了药吐不吐出来，都要先试试，不过他还是有点儿担心那几个"关心"孩子的家长。

果不其然，小男孩儿在六双眼睛齐盯着自己喝药的巨大压力下，把药给悉数吐了出来。

一条路行不通就再换一条，耕铭师哥又要求他们把一天的药改为两次喝，一次是在小男孩儿下午放学回来玩儿得最开心最放松的时候喝，还特意叮嘱大人谁也不许盯着看，什么也不要说。

小男孩儿成功地把药喝进肚了，第 2 天身体就有了奇怪的变化。

先是半夜大量出汗，大有"上焦得通，津液得下，胃气因和，身濈然汗出而解"之势。

随后排矢气增多，大便也开始不成型，次数由一天 1 次变为 2 次，显然这种情况和他原本的气滞有关。

再然后，小男孩儿就几乎感觉不到自己先前的不适了，众人大呼神奇。

此时，加上他吐了的将近半付，一共喝了 5 剂中药。

剩下的 5 剂药也就直接用来巩固了。

一大家子正式路转粉，费先生为此还代表全家专程从南京跑到山东登门叩谢，并表示一定会践行好耕铭师哥提倡的生活饮食习惯。

最令人欣慰的是，小朋友还表示说，耕铭哥哥开的中药是他喝过最好喝的中药了……

在这里也衷心祝愿费小朋友健康快乐，学业有成！

（本文改编自张耕铭的一则真实医案，文中出现的症状体征与用药情况均属实，仅供同道参考借鉴，若无专业人士指导不建议盲目照搬治疗方式。）

● 笃信仲景，力排众议
——中医治疗急腹症案

笔者的姥姥半个多月前大便不通，小腹痛，几天后突然半夜痛甚，实在忍不住才去了住院。期间医院让她禁食禁水，用输液维持基本生活，每天用清水、肥皂水灌肠，喝豆油来润滑，但都没有起效，逐渐从小腹痛发展成脐周痛。

住院刚开始家人还瞒着我，直到第4天晚上父母才忍不住告诉我，我说吃中药辅助一下吧。但医院不允许外边的医生介入治疗，除非出院。此时其他亲人怕耽误病情，想接她去大医院做手术，他们并不是很相信中医的治疗，"别全听孩子的话，中医这时候能有个屁用？"

我也没十足的把握，毕竟这是第一次给人诊治，还是自己的亲人，而且长时间输液禁食与抑制消化液分泌导致她的消化能力已经很差了。我担心中药吸收不了咋办？肠内感染、肠穿孔了咋办？治疗无效耽误时间咋办？甚至误治致死咋办？

人命关天的压力是很大的。一开始都有放弃的打算了，但是耕铭一直督促我一定要抓住机会，赶紧回家，不能在西医面前打退堂鼓，这是人命关天的大事，《伤寒论》能白学了啊？！

是的，我必须回去治，不能干等着，这么大年纪受不住再开刀了，能保守治疗就不冒手术的风险，况且术后并发症也让人头疼，于是担着责任连夜回家给予诊治。

回去的时候，经过医院的普外病房，患者们推着并扶着吊瓶的架子来回活动，见到每个人都愁容满面，身上缠着各种管线吊针。我提前了解到她已经住院 5 天，这是第 6 次灌肠了，仍未灌出任何东西，豆油到现在已经喝了几斤，却迟迟不见效果。爷爷前两天从书中查到验方，用丁香粉 60g 加酒精敷肚脐，也没起很大作用。最近一次治疗是物理理疗，不过除了痛苦不堪没留下啥来。

下午 1 点，我看到了腹胀、腹痛到绝望的姥姥。其人素大便干（曾做过结肠癌手术），口苦口干饮少，思虑甚多。2018 年以前每月发病一次：心中烦躁无奈怕热，伴眼内缩的主观感觉。去年吃过耕铭开的几付柴胡剂加减后明显改善，之后不定时轻微发作。初次打算投以大柴胡汤合四逆汤合大承气汤以疏解少阳，清涤痰气，通过扶助阳气来提高肠胃动力，并泻下燥屎。

本来我想把大承气汤用到《伤寒论》中的原量四两，但耕铭建议我把承气汤减量并辅以针灸灌肠的外治法，我一想也是，患者燥结虽甚，但阳气已大亏，且素有三焦痰火郁，而非阳明腑实，不应把攻下放在首位，于是把承气汤减半并结合以温化法，初拟方发给耕铭后耕铭建议再合入茯苓 – 半夏法。

这又是为何？查找之前笔记方才回忆起耕铭以前着重讲过水毒中后期的患者如果出现精神方面的异常焦虑与过度敏感时，首选茯苓－半夏法，这个病期水毒开始出现功能性"凝聚"的现象，比如这里的肠梗阻，并且顽固的水毒会导致水毒郁而化火的"火半夏人"体质。显而易见，我姥被说中了！

在耕铭的指导下投予处方：

柴胡 30g，半夏 30g，白芍 40g，茯苓 30g，附子 30g，干姜 20g，大枣 30g，大黄 20g，厚朴 30g，枳壳 30g，芒硝 10g。

耕铭经验针灸处方：

天枢，足三里，丰隆。

于是乎赶紧熬药，熬药的同时进行针刺，上述穴位各捻转提插1分钟，但针后并无太大感觉。

为了保证中药效果，我让医院护士把灌油和理疗全停了，只留下了输液。为防止服药后呕吐，我让护士拔掉了胃管，在针刺后2小时背着医院给姥姥少量频服汤药的四分之一份，之后每隔2小时续服四分之一，6小时后服完。

中药下肚后虽一点儿都没反上来，姥姥的腹痛却加重了（应是肠子开始蠕动的表现）。于是她自己开始抵触中药，不敢继续治疗，执意想要直接手术。服药后没有其他动静，我开始怀疑方子里的硝、黄、枳、朴量是否太小，无法攻动燥屎，于是想要尝试加量而又心有余悸。无奈之下与耕铭联系，耕铭建议我一定要沉住，不要急就章，更不能随风倒，王道无近功，原方要守住。正如耕铭之前一再强调的——朝用大承气，夕用四逆汤，时机很重要，只是未到而已。在此正邪交争的关键时期，容不得自己犯魔怔！

晚上 10 点多，她突然放了几个臭屁，这是姥姥数日以来的第一次排气（保准是我第一次高兴地闻臭屁）。这不就是《伤寒论》原文中的"少与小承气汤，汤入腹中，转矢气者，此有燥屎也，乃可攻之"吗？（转矢气是燥屎松动的表现）

第 2 天姥姥腹痛未减，再续一剂，早晨服四分之一份，午后再服四分之一份。下午 3 点半用剩下的中药灌了一次肠，灌出了点粪渣。4 点半再行针刺，腹痛愈剧。5 点姥姥主动想排便，但排出来的都只是少量的粪渣。5：30 姥姥再次排便，竟用力排出了 4 个坚硬的粪球（自述比算盘珠子还硬），随后每隔几分钟就会拉一次，从较软的长条状逐渐变稀，大便的频率也越来越高，最后都提不起裤子来，直到拉尽为止。整个过程排便 30 次左右，持续了四五个小时，随后腹痛若失，腹部也不再硬满，夜晚也随之出现了饥饿感。

第 3 天姥姥又泻数次，在耕铭的建议下，原方撤去大黄、芒硝、厚朴、枳壳，加人参须、怀山药、生甘草健胃生津，以图慢慢恢复正气。

三日折腾，身心俱疲，回校猛扑床上，只觉枕头旁边的《伤寒论》有着前所未有的重量感，又想起了耕铭书里写的——始于伤寒，终于伤寒……

郭庆祥记录于 2019 年 5 月 26 日

耕铭评：

此案难度系数中等，适合经方入门者细细玩味，真实性与可重复性较高。若仿《金匮》厚朴七物汤之腑脏相续法（酌加肉桂），此案收效或许会更明显。另针刺手法有待规范，手法是否未做到位——小幅度高频率捻转补法？泻法？还是提插捻转复式手法相结合？手法前针刺得气与否？穴位的针刺顺序顺着足阳明胃经循行还是逆着足阳明胃经循行？（经脉气血往来有逆有顺，针灸补泻与之密切相关。《灵枢·终始》有云："泻者迎之，补者随之，知迎知随，气可令和。"具体到此案，"天枢→足三里→丰隆"为"补者随之"，"丰隆→足三里→天枢"为"泻者迎之"，较适宜的针刺顺序应为"丰隆→足三里→天枢"，与文中针灸处方顺序截然相反，故针后患者症状有不减反增之势。）针刺每天做几次最为合适？具体每次多长时间？

具体到方药，药物的产地、考制与煎取法有待细化，《伤寒论》承气汤类方中的药物煎煮有先后之分，而芒硝的泻下效果又与患者饮水量呈明显的正相关性。20余天（算上住院）不曾大便，说明患者病理稳态较为顽劣，此次"出师"并未结束，出院后还需进一步稳扎稳打地系统调理。

纵观整场辨证简约明了，但把简单做到极致，似乎还有待于临床上进一步修炼。另临证的手眼心性还需在大量的临床中反复历练，纸上得来终觉浅，绝知此事"必"躬行！期待庆祥往后在临证中的精彩手笔！

● 菩萨心肠，霹雳手段
——真正的中医魂

　　2018 年因病结缘，我认识了耕铭。这年 7 月的时候，我突然感到口腔不舒服，腮两边、舌头上、上牙翘上以及颈部长了些长条状的东西，疼痛难忍，扯得耳朵眼睛都疼。去医院检查说是扁平苔藓，医生说这病很棘手，嘱咐我好好对待，给开了漱口的药和口服药。但吃了几个疗程，只是暂时地缓解症状而已，几乎没有明显效果，中间又反复发作过多回。

　　后来经耕铭干娘介绍，认识了耕铭，将信将疑地开始接受他的中医治疗。吃了几付后，结果嘴肿了，口流黄水，后来越来越严重，连水都不能喝了。吃到七八付的时候，手脚开始起疙瘩、冒黄水疱，一片一片地由少到多，越来越严重（扫码看图 3），而且随着用药，反应越来越厉害：手、脚上的疙瘩一直发痒，尤其到了晚上根本无法入睡，异常难忍；黄水疱积聚多

图 3　患者服药后出现的皮疹

了就烂开来，流出许多黄脓一样的东西；干瘪了的水疱就裂口，血滋滋的，碰到了就钻心地疼——那滋味真不是常人能忍得了的。于是，家人开始担心，自己也疑惑甚至害怕，曾一度想要放弃治疗。

但是耕铭一直鼓励我，嘱咐我不要担心害怕，说这是应该出现的瞑眩反应，说明药起作用了，能发出来就对了。为了减轻我的痛苦，他又给我开了外洗的方子，并告诉了我几个穴位，让我配合拔罐。最让我感动的是，无论学习有多忙，他每天都会在微信联系我，询问用药以及反应的情况，帮我分析病情的转归。有时候我晚上痛痒难忍睡不着的时候，半夜给他发微信，他竟然也能及时回复我，让我不由得叹服：这才是真正的"医者仁心"啊！更难能可贵的是，他小小年纪竟然会如一位长者般劝导我，让我这年过半百的人汗颜不已。

在他的劝导鼓励下，我坚持用药。半年的时间过去了，所有的疙瘩、水疱都消失了，裂口的皮肤也已经完全愈合，我的口、手、脚恢复了原样，我的扁平苔藓也已经痊愈了（扫码看图4）。后来又吃了几个月的药，进行了全身调理，现在——20多年的便秘好了，胃肠好了，睡眠好了，关节冷痛好了，身体各种不适感都消失了，感觉身体有使不完的劲儿。可以毫不夸张地说，我现在是一个很健康的人！一下子想起《向天再借五百年》这首歌，觉得500年有点夸张，但是活到百岁我信心十足！

图4　患者伏邪托透期与恢复期对比

耕铭曾经告诉我，医圣张仲景所著的《伤寒论》的体系里面，人体自然排病的出口无非是"表"和"里"。长疮可以认为是日常排不了的毒素通过长疮这种模式集中地来排。如果毒素不从体表通过长疮的方式出来，而是从身体里面出来，那就有可能是身体里面的炎症，甚至是癌肿类的疾病。扁平苔藓其实就是一种癌前病变，是身体出现异常的危险信号，加之我是少阴病的胚子，许多亚健康状态也已经在暗示这种可怕的癌变。当自己蜕完这层皮后，耕铭形容我是"大死一番"，我感觉到前所未有的舒畅！

　　耕铭的这种治疗方式我这是第一次听说，得知耕铭给我开的全是一部叫作《伤寒论》里的方子，我不由得对这部古医书产生了几分神秘感与崇敬感。原来，在历史上，还有种通过特意使皮肤溃烂、皮肤长脓肿而治疗疾病的疗法，这就是移疮挪病法。（补充：移疮挪病法是古代的一种治病方法，源于远古祝由术，祝由移病法是中医治疗疾病的一种神秘疗法，也是一种已经濒于消失的特殊疗法。这种疗法最常见的方法是将人体重要部位的疗疮恶毒转移到次要的部位，或从皮肉较薄和近骨之处转移到皮肉较厚、没有大血管大神经之处，然后让其溃破流脓，流出毒气毒液，以达到治愈疾病的效果，又不伤及体内重要的脏器。此法不仅能转移疗疮恶毒，还可以转移某些早期肿瘤、眼底病变、颅腔病变、子宫肌瘤等。简而言之便是通过把"里"病透出"表"后，变成表浅部位的病邪，治疗表面病邪即可。）由于各种原因，这种疗法在中医的典籍中几乎没有什么记载，现代临床中也没有医生有如此勇气去尝试，它只在民间的传说中流传，而且被说得出神入化，神奇无比。让我感到幸运的是，我就是耕铭这种疗法的受益者之一。

　　其实，耕铭手里像我这样的患者还有很多，甚至很多比我还严重的癌症患者至今还依然健在，他们反应后的图片更是触目惊心！单单是我一个人治起来就如此不容易，让我不由得在心中对耕铭佩服得五体投地，这么多惊心动魄的治疗过程，自然少不了许多患者的压力。一个21岁的年轻小伙儿，竟然有如此淡定的魄力和如此深厚的实力，有时不经意间的一句话，都具有极大的人格力量，很多还未发生的事情都被耕铭给说中了，让我暗自赞叹他就是一个下凡的"神仙"！

通过我的经历，我们全家都开始让耕铭调理身体，丈夫的心脑血管疾病，85岁老母亲的冠心病、房颤、糖尿病、胃裂口疝、支气管炎、白内障，女儿的心绞痛和失眠，女婿的脱发和阳痿，外孙女的长期咳嗽和过敏，弟弟的恶性腹膜后精原细胞瘤，外甥女两个孩子的发育迟缓，外甥女婿的焦躁症……每个人都觉得他的药很神奇，一种莫名的神奇，几味不起眼的普通草药竟然有如此巨大的威力，可以说我们全家都成了耕铭经方的受益者。

现在想想，我所认识的耕铭就是这样一个小伙子：年轻清秀的面庞，不同于其他中医大夫的不苟言笑，脸上永远挂着微笑，言谈举止之中透着一种干练、老到。说起患者的病证，则引经据典，《伤寒论》随手拈来，那满腹的知识，让人由衷地叹服。但这还不是最主要的。在我看来，一个医生最难得的是待患者如亲人的医德，而这一点在耕铭身上体现得尤为明显：夜半时分的关怀鼓励，查看病证的认真仔细，医嘱与解释的不厌其烦……如今想来仍历历在目，倍感亲切。

得知耕铭自己对于《伤寒论》的经验总结集即将出版，我激动地写下了这一串文字，满心的欢喜难以平复，因为会有更多的读者与患者为此而受益。习近平总书记曾经讲过："中医药学是中华民族的瑰宝，也是打开中华文明宝库的钥匙。"我在耕铭身上看到了中国中医发展的希望！祝福耕铭在中国中医界前程似锦，为更多患者带来福音，把我国传统中医发扬光大！

感恩耕铭，感恩中医。

（一名受益于耕铭经方的患者——殷秀玲）

● 乳腺癌三阴的医间道

2006年，孩子的父亲迷上赌博，不到半年便留下一条短信，说自己从此就从人间消失了（后来得知他去了上海与一位女人同居）。留下我一个人带着5岁的孩子，面对一帮讨赌债的人和一堆债务，欲哭无泪。房子也已经在我不知情的情况下被他过户给了债主，四处寻找、四处求人借钱却赎不回房子，最后决定带着行李和孩子回到娘家，开始了"三点一线"式的生活，上班、下班、加班、夜班、挣钱、还钱、加班、挣钱、攒钱，表面上看似生活又归于平静，其实这其中有无数个深夜自己都想一了百了，自己的苦也只有自己心里明白。

10年后，也就是在2016年春天在亲朋的帮助下我购置了一套二手房，又给自己和孩子安了一个家。请人简单收拾了一下，自己每天下班都去打扫，收拾到很晚，换水管、修地漏、接电路、搬行李……自己就像一个被透支的蚂蚁，一步一个脚印地收拾起这个属于自己的家。等到夏天，我已经感觉连爬到楼上都要呼哧带喘地休息好几次，照照镜子发现自己的脸色很难看，感冒发低烧是经常的事，每次都需要很长的时间恢复。因为家里没有各种遗传病，自己一直觉得人还年轻，身体坏不了。直到夏天，有一次自己在洗澡，无意间摸到左边乳房上部有个疙瘩，不疼不痒，因此也没往心里去。那时的我就是一个一门心思加班挣钱、还钱的机器，等拖到冬天债务还的差不多的时候，无意间和我的医生同学说起自己胸部的问题，她说明天来医院做个 B 超，一般脂肪瘤的可能性很大，可以手术切除。

人生就是这么得戏剧化，进入医院 B 超室那一刻开始，竟成为我抗癌之路的起点。没有办法，天塌下来也要当被盖，我还这么年轻，我还有自己的父母和孩子……2016 年 12 月 8 号住院，10 号手术，手术病理显示三阴性乳腺癌，也是恶化程度最高的（纪录片《人间世》中已经去世的大学老师闫宏微患的也是三阴性乳腺癌）。就像《十年》那首歌里写的一样——十年之前你不认识我我不属于你，十年之后我和肿瘤并肩同行，踏上了寻医问药的征途。

医生给的治疗方案是 8 个化疗 30 次放疗以及铂类、紫杉、三滨、蒽环这些常用的化疗药，第 1 次化疗后头发悉数脱落，第 3 次化疗后我感觉自己的身体已经扛不住了，经常浑身大汗淋漓，听力严重下降，头脑如同扣住了棉帽子一样，浑身虚弱无力，上个厕所都极为困难，"死了一半"说得毫不夸张。21 天一次的化疗使白细胞惊人地下降，不得不靠打升白针促进白细胞的生长（耕铭讲这是在拔肾气，反而有害）。所以第 3 次化疗后我就找中医院的医生开了中药，以缓解化疗的副作用，尽快提升自己的恢复能力。虽然我的主治医生并不建议，但是因为三阴性乳腺癌至今没有有效的针对性治疗，所以也就默许了我自行服用中药。

2017年6月8号回到家，6月25号自己一个人前往北京寻医问药。期间看了2个比较有名的中医教授，也陆续吃了一段时间的中药，体力恢复较慢，胃口是越来越不好，特别是晚饭基本吃不了多少东西，不然胃里就像一块石头一样堵在那里（耕铭提示之前在北京开的方子黄芪用量太多抑制了食欲，丹栀逍遥散寒凉伤胃）。从刚开始的恐惧与崩溃到最后的慢慢接受，虽然身体每天都有各种不适，但是心情逐渐开始趋于平静，亲朋好友的关怀让我感受到幸福的滋味，自己也学会了驻足欣赏和感受大自然的微风细雨与一草一木。

因为自己在服药期间频繁出现夜半潮热，手脚冰凉，经常感冒，浑身无力，昼夜不眠，脉搏很弱，饭量越来越少，逐渐感觉自己又回到了之前的状态，死亡似乎又在逐渐逼近，心里难免恐慌起来。于是便在朋友的大力推荐下于2017年底结缘耕铭——这位在别人心目中神话一般的天才中医。耕铭向我解释，我之前服用的中药以抗肿瘤为主，药物寒性太大，攻伐属性偏多，从中医角度来看，无论是生病还是长癌，都是正气压制不了邪气的结果。"正气存内，邪不可干"，使用化疗可谓"杀敌一千，自损八百"，更不能排除中医经络损伤的问题。在诊断过程中，耕铭指出我是一个典型的水半夏体，性格过于隐忍老实，但又很敏感，我不生气，但我会以生肿瘤来替代生气，压抑的情绪会形成疾病，而我就是一个最极端的例子——我得病就是因为我不想活了。句句直中我的内心深处，这种洞见力着实令我感到震惊与佩服。

在耕铭的讲解下，我才明白：古中医治疗癌症，从不考虑肿瘤本身的问题，重点是在病的人，而非人的病，命比病更重要，治疗上首先从扶阳固本着手。更令我感动的是，因为自己的经济条件，我怕长期服药负担不了，耕铭和他的母亲免去了我大半的药费，还捐赠了我几盒阿胶，这是一笔不小的数目，但他们却毫不在意，耕铭开玩笑讲权当拿我"做实验"了。茫茫人海，我也经历过各种各样、形形色色的人和事，很难想到因为一场近乎夺我性命的癌症竟然结识了这一家大德菩萨，我的内心不胜感激，现在想想都感觉有点儿不可思议。

这真的是一种缘分，可以说，我的半条命就是耕铭给捡回来的。这期间服药过程中也出现了耕铭所形容的"否极泰来"以及"潮湿的秸秆燃烧后冒黑烟"的神奇现象，因为耕铭耐心与生动的开导与鼓励，我抛开了自己一开始的恐惧与顾虑，这就如同耕铭所形容的"抗日""解放"战争一样，就这样一步一步走来，从"文革"一直走到了"改革开放"。服药这两年的时间里，自己的身体也产生了奇迹般的转变——体重增加了30多斤，脾胃与常人无异，睡眠、大便很正常，心脏的憋闷窒息感以及濒死感也已离我而去，我可以溜着自己心爱的小狗外出登山，与自己的亲朋好友野外聚餐。最后的一次复查是在2018年6月底，那是各种化验数据最好的一次，几乎没有上下的箭头，肿瘤特异性指标也很稳定，意外的收获是桥本甲状腺的球蛋白抗体由913.3竟然降到了94.28，连一旁的西医大夫都惊着了。自此我再没有体检过，一直服用耕铭的丸药至今。

所以找准方向，坚持下去，癌症并没有我们想的那么可怕。世上最幸福的事之一莫过于经过一番努力之后所有东西正慢慢变成你想要的样子，现在的我，也已经真正读懂了我的疾病，它也是我的挚友。上天必有好生之德，其实我从来都知道答案在哪里。感恩命运对我的厚待，感恩耕铭，感恩一切为我们去除病痛的医护人员。

WJ 女士写于 2019 年 7 月

一场觉悟，成就半世修行

● 学习也好，科研也罢

一阳：

小伙子，加油哈！继续在《伤寒论》上走下去，别考什么劳什子英语研究生了。自己搞成一博导，让别人来考你的！哈哈，会不会捧杀你？我就先关注着，30年后我就成了曾与名老中医讨论过《伤寒论》的人！

我没经验，瞎乱说，看中医书就追求一种理论上的简洁自洽与完备，要理解"知其要者，一言而终"，即所谓把书读薄。华罗庚还提倡学习要有两个过程：一个是"由薄到厚"的过程，另一个就是"由厚到薄"的过程。前者指的是学习要积少成多，循序渐进，这仅仅是学习过程的第一步，如果仅停留在这个阶段，学习就不会有大的进步。重要的是第二步，即在"由薄到厚"的基础上，必须再反过来，"由厚到薄"。

那么，如何将"厚"书读"薄"呢？华罗庚的体会是："在对书中每一个问题都经过细嚼慢咽、真正懂得之后，就需要进一步把全书各部分内容串联起来理解，加以融会贯通，从而弄清楚什么是书中的主要问题以及各个问题之间的关系。这样，我们就能抓住统率全书的基本线索，贯穿全书的精神实质。"这就是说，必须站得高一点，对所读的书的内容进行分析、比较、归纳、综合，把原来很厚的一本书提炼成几组公式、几个原则、几种方法等。这样一来，既高度概括总结了全书的经典内容，又便于识记本书的重点。只有这样，才能对学问有比较透彻的了解。

学习也好，科研也罢，都有其一定的内在规律。马伟明阐释他的思维诀窍："任何事物，只要抓住了规律，就等于牵住了牛鼻子。"马伟明经常做的一项工作就是"抽象"。他将这种方法称之为"把复杂的问题简单化和本质化"。他反复告诫自己的学生："一个工程技术人员，如果没有把复杂问题简单化和本质化的能力，将永远一事无成。"马伟明的"抽象"堪称绝技。他能把所学的每一门专业课"抽象"得只剩一句话甚至几个字。比如高等数学，不管是微分、积分，还是多元函数、微分方程，马伟明将几大本教材"抽象"后，仅用两个字便将其概括——极限。

"极限是最本质、最基础的原概念。"他解释说，"除了平面解析几何，高等数学涉及的绝大多数概念，都可以通过这个概念引申出来和定义出来。"电学，不论强电还是弱电，马伟明"抽象"后得出结论：最易混淆的概念就是3个字——正方向。自动控制理论，不管是经典的、现代的，还是线性的、非线性的，马伟明则"抽象"为2个字——反馈。电子学也是2个字——电路。如果哪一门课程学下来，他不能用一句话或几个字"抽象"出来，他就认定自己没有学好。

马伟明独特的抽象思维能力得益于他扎实的哲学功底。科研之余，他唯一的嗜好就是研读哲学著作，如果这也算嗜好的话。从古希腊哲学、古罗马哲学到中世纪哲学，再到近代哲学、现代哲学，他通涉博览，乐此不疲。对现代西方哲学流派的代表性人物及其哲学思想，诸如叔本华、尼采、萨特等，他更是有着系统的研究和独到的见解。

所以，我想《伤寒论》要读到——书一合，阴阳而已。

耕铭：

诚然！把一堆书读成一张纸，把一张纸写成一堆书。这就是我自以为学习中医的必经之路，这期间可以拜师，也可以尝鲜，但最后的最后，关键就在于第二句话上——把一张纸写成一堆书！这是需要临床的反复锤炼和检验的，此之谓"是骡子是马，拉出来遛遛"。同时，这"一张纸"，绝对是一种高度凝练而又至真至善的学习思维，有了它，才真正把握住了生活"简单化"，把"简单"做到纯粹自然有人生的成就的真义。

我是一个理科生，但是理科学的是一塌糊涂，相比那些聪明的人，似乎学的并没有我这样"老牛拉破车"。高考过后，上了大学，有了完全自由的学习环境，再也没有人管我，同时深入学习了超个人整合心理学，涉猎了诸如《庄子》《薄伽梵歌》一类的上古哲学，才慢慢找到了自己的立足点。从此初入《伤寒》，便忽弃了原有的"野驴狂奔"式的死学法，甚至老师一再强调的熟背经典多拜师的传统学医路子我也没有采纳，而是一再强调发挥自己的主观能动性和仲景大道平凡化的认知方式，这样下来，不被任何人带偏固化，也不被文字禁锢，破除了以往比谁看书多、比谁拜师多的"智慧障"，打开了独立思考的"New Age"。如此下来，反而自觉中医本身学起来很简单，一支笔，一张纸，一部《伤寒论》原文，随时随地，只要心界打开，就可以来一场说走就走的自驾游。相比每天被无数流派和无数大部头书的反复"洗脑"与"折磨"，我更喜欢这种清新自然的方式。

● 恢复一个灵魂比失去一个王国更要紧

黑曜：

师哥，你之前讲课一直在强调《伤寒论》的野性思维和象思维，我发现我想不出来，尤其是在应试体系以及西医教育影响下的中医教育体系里，我似乎失去了自己独立思考的支点，甚至在读《伤寒论》的时候感觉这部书一无是处，没有别人说的那么好，师哥却能随心所欲地扩出那么多我想都不敢想的东西。并且师哥推荐的书我也都看过，可似乎没有师哥说的那么有启发性，自我感觉还是课本好学，自学经典这条路似乎走不下去了……师哥有什么好的建议吗？

耕铭：

引用日本禅宗大师铃木大拙的一句话——恢复一个灵魂比失去一个王国更要紧！根据我自身的经历，我学医的每一步都是很走心的，靠的是个人的主观能动性。我也绝不轻易涉水，毕竟如今的中医界处处流散无穷，瓦釜雷鸣，我不希望因为外在的形形色色而屏蔽掉自己的灵魂。客观地评价自己，取决于自己内心真正的所想所为，而不是外界的回应。如果说大学是个旅游团的话，我个人一直都是在践行与探索自己的自驾游，毕竟你是你，我是我，你不能成为我，我也不能成为你。如果没有找到自己灵魂的阵地，你终究不会成为你自己的"Master"，更不会拥有属于自己的婆娑世界。

说到底我觉得你太依赖外在了，还有就是明显有点儿心急，正所谓"定水澄清，心珠自现"，试着一个人放开，慢慢体会自己思考的感觉，不论苦痛抑或狂喜，都是一场深刻内化自己的修行。

不知你是否看过王宁元老师翻译的日本汉方巨擘大塚敬节的《临床应用伤寒论解说》？这部书我之前推荐过的，其译后小感写得很不错，我用了一个下午悠然地看完，感觉明白了很多，学《伤寒论》也是首先从这部书入手的。应该说，它对我的启发和影响很大。我把译后小感发给你，你可以看看，我想说的也都在里面了。

青黛：

师哥给我的触动非常大。师哥专业知识的渊博程度不必多说，师哥对中医的体悟、对患者的关怀、对待人情世事透彻的态度，令我很难相信这是一位仅仅大我一级的师哥所具有的能力与境界。一直以来是我太狭隘了，太愚昧了。我觉得我应该做一些大的改变了。一直以来我觉得自己整天背背背，还是比较努力的，但我都上大二了，还是没有中医思维，在理解很多东西时始终觉得隔了一层什么东西似的。一直在接受来自老师、知网包括各种书籍的知识灌输，还是延续着高中的学习方法，一有问题就开始查阅各种资料，甚至拿着以这种方式获得的东西作为自己沾沾自喜的资本。现在我觉得自己真的是太垃圾了，学到的东西根本没有经过自己认真的思考，一直在寻找问题的答案，一直在做无用功，所获得的一切都不是过脑的。

在听讲座之前我一直很疑惑为什么我在初一的时候还能按照自己的理解在班上滔滔不绝地分析一首现代诗，但慢慢这种理解体悟的能力就没有了。我在初中、高中都不得不面对分数，不得不接受老师的灌输，根本没有思考的间隙，并且大一时我还是在追求分数。我很后悔大一没有认识师哥，不过我觉得现在也不算很晚，我必须得好好想想接下来努力的方向了。在此之前，我在"要不要追求分数""要不要学好西医"这些问题上纠结过，师哥以个人的卓越表现给了我最好的解答。接下来我会以患者的需求为根本，所有对患者有益处的东西我都会尽力学、尽力去做。

师哥经历了很多，是我们很难接触到甚至这辈子都不会也不敢去经历的事情。我会努力内化师哥在临床上这种严谨的态度，我觉得会对自己有很大的帮助，也是对患者最好最负责任的体现。我学中医的初衷就是为了保障家人和自己的健康，如此想来，心里顿时亮堂了许多。

● 完整的医学，
应该是身心灵整合的

　　在看病学医的过程中，我越来越发现心力对于一个人的重要性。很多疾病，都是内伤情志占主导作用，这也恰恰重申了《内经》中的"凡十一脏取决于胆"背后的深刻含义，尤其是自己的内伤情志造成的内分泌失调与紊乱，它所引起的病，更像是一个永远填不完的无底洞，单纯技术层面的治疗手段，往往处于被动地位。由此，我似乎发现了《伤寒论》六经与《易经》六爻的关系，与十二星盘星相的关系，甚至是与藏密隆、赤巴、培根以及七个脉轮之间超乎粗顿肉体而上升到精微能量系统的关系……我发现，完整的医学，应该是身心灵整合的，一个健康的人，也不单单着眼于肉体本身，而六经辨证，又是一个试图在精微和粗顿能量异常状态中尝试诠释"标本中气"的一种诊疗工具，它已经近乎完美地诠释了人体小宇宙内各卦各爻最基本的运行规律与变化方向。一切的一切，让我对人性心生悲悯——很多疾病的产生，都源自于自己那不可承受的灵魂和这个不可承受的世界之间的矛盾对立。因此，我觉得自己又重新发现了《黄帝内经》的真谛，并产生了深入学习身心灵医学的构想，在医学的世界里，我似乎发现了一座宝藏……

我们人之所以得病，不仅仅是因为外伤六淫，更重要的是源于内伤情志。我们的人中穴为什么会定在嘴唇沟而不是肚脐眼上呢？大家有没有思考过这个问题？有一天晚上睡觉时我就在思考：人中穴以上包含有为的大脑，还有眼睛、耳朵（孔子云："非礼勿视，非礼勿听。"不该看的不看，不该听的不听，谈何烦恼？），而人中穴以下的部分是无为的，身体的运作都是按照自然规律进行的，这就好比十二经流注，是自然的作为。

人之所以得病，绝大部分原因就是上面的有为和下面的无为发生了冲突，好端端的"泰卦"拧巴成了"否卦"，人体气机的升降出入随之失调，体液调节和神经调节就会紊乱，不是精神对身体的反作用就是身体反作用于精神。这种人通常都是半夏体质，半夏禀气于天地从阳转阴之交界，宣开滑降，通调阴阳，在少阳枢机的两大核心方群柴胡剂群和泻心汤群中，半夏都扮演着重要角色，相比桂枝汤，半夏似乎更偏重于调和脾胃中州内的营卫转枢，很多半夏体质的人多伴有精神异常抑或焦虑敏感。

再想想"鬼门十三针"和石学敏的"针刺中风醒脑开窍手法"为什么都以人中作为主穴？为什么人一上火，尤其是女人，容易得慢性咽炎和甲状腺功能紊乱？上下不通给憋的。《素问·阴阳别论》中有一句话："一阴一阳结，谓之喉痹。"说的大概就是这个道理。

这里的"阴"指的应该是少阴,"阳"应该是少阳。所以喉咙也是伏邪诊断的一个重要部分,而藏传佛教中也认为"喉轮"是人体的生死关。当然,喉咙的范围也可以扩展到口腔。

家庭是一个共同体,承载着几代人灵魂的根性。要记住,全家人的心性是相通的,是有因果关系的,这时候的治愈不单单是一个人的问题。都明白心灵感应与五行相克相生的道理,《小儿药证直诀》中亦见有父母病愈而其子亦随之而愈的例子,耕铭都会要求癌症患者的家属陪同患者一起治疗。正如印度哲学家克里希纳穆提所说:"你的问题就是世界的问题,我们不是孤立的个人,而是整个人类与错觉、幻想、追求、痛苦、无知、冲突、绝望和不幸斗争的结果。不意识到这一点,人就无法去改变束缚在自身的限制。只有当我们意识到每个人的行为方式是分裂的时候,才会有完整的行动。"

心理问题可以投射出整个生命的问题,固化自己的面相只会引起更多的执着,时间一长,就会内化为你生活的实相。《病理学》再怎么复杂,都摆脱不了这层阴影。换言之,倘若你发现不了这层阴影,那疾病对你来说就是必要的。大家不妨仔细端详一下"愈"字,根于何物?心矣。所以,一场轰轰烈烈的治愈靠的是患者的配合与觉悟。

● 诸治不愈的疾病背后，
常有一个顽固不化的灵魂

厥阴体质，

似乎是一种终身携带的痛，

《伤寒论》里也反复强调——

厥阴病，死不治。

就比如像我，

瘢痕体质里的一分子，

实际上就是叶天士讲的厥阴入络，

这是医学界公认的难题，

目前尚未发现彻底根治的方法。

我认识的一个病友，

花了数万元做了半年的放疗，

可两年后还是复发了，

病势比之前更严重，

留下了神经痛后遗症，

给任脉造成了不可逆的损伤，

许多妇科问题也随之蜂起……

我一直在给自己用中药调理，

总归抑制了瘢痕的长势，

但依旧无法填平体质上的缺陷。

我的诊疗方向主要集中在自身免疫病和肝病上，

在陆续接触了许多这样的患者后，

我总结出了一个看似有点奇怪另类的经验——

许多诸治不愈的疾病背后，

都会有一个顽固不化的灵魂。

它犟啊，拗啊，

身体和灵魂的抗争注定会导致疾病只增不减，

表现给我的就是他拧巴的生活态度。

与这样的患者打交道我显然心力不足，

他们是在不断强化自己对生命的顽劣态度与对周遭世界的控

制欲，

我只能弱弱地看着他们的身体无奈地走向落寞与绝望……

到底是宇宙抛弃了他们，

还是他们自己抛弃了自己呢?

这是一个医生可以改变的吗?

总之，

医学没有百分之百，

因为人活着就是一个极为复杂的存在，

一个完整的生命体也远非我们中医眼中的经络脏腑、气血津液那么简单。

就像梦参长老说过的那样——

缘没尽，

走也走不了，

谁也害不死你。

南怀瑾也曾说过，

该治不好的病无论如何是治不好的。

这说明疾病本身就是一种具有象征暗示性的能量程式，

超出医工范围的存在形式，

我们无权干涉，

因为我们不是盗取天机的"天狗"，

我们所做的一切不过是顺应天道。

曾经沧海，

过后真地看得很平常自在了，

盲目邀功炫技与肆意逞强的中医，

在我眼中就像江湖术士一样，

长久不了……

所以回过头来再谈谈"治愈率"，

这只不过是自我安慰罢了。

曾经听闻一个癌症患者在一起意外离奇的交通事故中死去，

而恰巧在前一天，

医生宣布他已经成功地战胜了癌症。

这让我想起了一句话——

《易》之失，贼。

到底是谁说了算？

察见渊鱼者不祥。

我没有所谓的治愈率，

从长远来讲，

真正治愈的患者也没几个。

我所做的，

就是尽人事，听天命。

所以现在中医界里"风起云涌"的作秀形式，

不见得就是好事。

太阳底下，

还有什么新鲜事吗？

梦回杏林：

"许多诸治不愈的疾病背后，都会有一个顽固不化的灵魂"，非常靠谱，实乃真言！

在中医圈里转悠了两年，也越来越感到现实就是如此，看看那些咨询案例，大都是治了几年十几年没治好的，因为他们的"心理状态、饮食嗜好、运动习惯"没有改变。

"性格决定命运"，同理个人的生活方式决定健康状态。生活方式导致的死亡占总死亡原因的 50% 以上，这还是多年前的统计数据了（高校《卫生学》教材）。

孙思邈躬修医道活到 101 岁，黄元御精研医术 54 岁就累死了，令人惋惜，真是"痴狂莫笑我，早生华发"。

1930年，西方一位著名的学者Victor G Rocine曾说："如果我们吃的东西是错误的话，没有医生能够帮助我们！如果我们吃的东西是正确的话，那么要医生又有什么用呢？"

　　据统计，减肥的成功率（即不再反弹）在5%以下，从生活方式的不良程度和持续时间上来看，代谢综合征比肥胖更进了一步。

　　医生几乎不可能改变患者的生活方式，所以说糖尿病、高血压、高血脂这类生活方式病绝大部分是无法根治的，无论是中医还是西医，都需长期纠偏，要通过终身服药来对抗患者自身的不良生活方式。只有极少数能够改变自己生活方式的患者，其中相当一部分可以治愈，这样的例子也不罕见。

　　仝小林教授治疗糖尿病也是先短期（几星期到几个月）服用重剂汤药，等血糖基本控制下来之后再改为水丸长期服用。

　　国医大师朱良春的老师章次公先生赠给他的一方印章上刻有"儿女性情，英雄肝胆，神仙手眼，菩萨心肠"。

● 厥阴·枯木

当残缺流离的浪荡灵魂干枯而又不完整地挂在身体上时，慢慢地你不会咳痰，不会饮食，不会自理，不会呼吸……

你的过往成了安慰你的故事。

每天用无聊的呼吸来打发单调的时间，你在努力地朝我们微笑，可我看到的却是灵魂的痛哭。

每次进入充满酸臭味的房间，轻轻地触碰你时，我突然感到我们的生命本为一体。

一旦深入，便开始内化。

这就好比 20 岁时的露踝七分裤和高气质的发型更多的是生命的一种畸形化张扬，带来的更多的是诱惑与挑逗；80 岁时从你的呆讷与衰落中我才真正看到了你的无奈，带来的是尊重与深思……

我不渴求肉体精致，但求灵魂沧桑。

在被肉体与灵魂矛盾的疲惫感不断折磨时，我可能会疯狂地尖叫，也可能木讷地沉默。

但我一直相信宇宙灵魂的大意识，我也希望能像杨绛一样用灵魂书写文字，潇洒自如地走到人生的边上……

斯人已去，落叶归根。埋下的是你的骨灰，生发的是下一世的灵魂。

曾经给你写过的，现在看到的，我也心安了……

● 阴阳崩离，化生"幻有"

患者：

耕铭大夫你好，第 3 个疗程期间肝功总体较之前好转，小便不浑浊了，胆红素降得比较明显，降到 36 了。两胁胀痛缓解了许多，挺不错的，别的还没什么感觉，这是我的复查报告。

耕铭：

好，我待会儿看看备案，明天把方子打给你。

患者：

我还有一个比较奇葩的问题，我不知该怎么说出口，我想你应该会有办法的。

耕铭：

?

患者：

实不相瞒，我的儿子是一名同性恋，我想讨教一下中医有什么方子能治疗我儿子的同性恋……他是不是阳虚啊?

耕铭:

那让他找个男朋友呗,不能让他拧巴了。

患者:

这……绝对不可能,我不能接受。他是男的啊!你叫我的老脸往哪儿搁啊?

耕铭:

"肝","干"也,乃支撑生命理性的主干。过于理性,也就硬了。先放下自己的较真,爱好自己,有余力再去管别人吧。

患者:

说到底是我错了?

耕铭:

我不晓得。我们理解的世界是我们所能理解的世界,而不是真正的世界。我记得之前在简书里看过一句话:任何过程既然存在,就让它混沌而又清晰地发展下去。既然是一个灵动的人,本相自然也是无常的。有时,不让它走完自己的路程,非要半路拦截它、改变它,它也许会更深地报复你。

患者:

我还是想从根本上把他给纠正过来,我觉得他是被周围环境影响的。

耕铭:

读一读肯·威尔伯的《没有疆界》和宗萨蒋扬钦哲仁波切的《八万四千问》,没事听听《黄帝内经》,小儿子真心喜欢这个世界就好,当下亦并非结果。

患者：

我可以看点儿什么？

耕铭：

推荐一部电影——《美国丽人》。无论如何，你矛盾的核心来源于你和儿子的观念不同，也就是存在着一种"二元对立"，这就如同钩子一样，一旦产生了"我是你非"的执着，疆界立马出现，刻意在乎对方只能加重这种疆界感。把你的儿子当成朋友，试试会怎样。或许这个过程本身也是一场治愈，肝硬化的患者本身情绪方面比较偏执，控制欲较强。

患者：

或许我觉得我的心思有些地方用错了。从小我对他的期望和压力太大了，别人眼中我的儿子是浙大高材生，但我却依然不满足，直到有一天他跟我说……我感觉他不再听我的话了。

耕铭：

这或许就是一个故事，人生就是在打比方、举例子、夸张、比喻、拟人处处都有，这也挺热闹。但凡有所相，皆是虚妄，作为父亲的你应该明白。

患者：

明白什么？

耕铭：

曲师曾说："前面已过，后者未来；如如不动，是真阴阳。"一旦有了分别心，阴阳崩离，化生"幻有"。可以慢慢寻思寻思，睡了吧。

● 不知色身
——太过纠结抑或无知

　　谈到"性"的问题，带来的往往是许多敏感而又难以启齿的经历与许多不必要的自我压抑。究竟什么是"性"？我认为，它是一种与生俱来的原始驱力，是生命的水车，其下转动大地，其上调剂燥火，没有它，我们人类根本不会存在于这个"薄情"的世界上，这是毋庸置疑的。耕铭在临床中也发现，大部分身心疾病的患者在"性力"的处理方面或多或少都存在着"太过"与"不及"的极相。换句话说，我们周遭的大部分患者都在这些问题上太过纠结抑或无知。

　　放纵自己的欲望就像是在燃烧与炫耀自己的原始驱力，这不是一个好现象，从可持续发展的角度来看，这无异于是在透支自己的生命力，究其原因，是缺乏存在感，内心充斥太多的空虚与自我堕落。于此而言，我倒建议尝试去从人际关系与生活实践中寻找答案，虔诚地去叩问《黄帝内经》与《楞严经》，想想周遭的人们，同处于一个星球上，你怎么会是狭隘的你所认为的那个"理所应当"的"你"呢？《楞严经》有云："不知色身，外洎山河虚空大地，咸是妙明真心中物。"诚是也。

禁欲所带来的弊端是同等的。骶骨是我们情绪感受的中心，也是身体运动的启动点，会带给我们活力和幸福的感觉。《脉轮全书》中认为，性能量受挫会引发后背痛、腿抽筋、肾脏问题、血液循环不良和臀部僵硬。骶骨的僵硬也会导致膝盖问题，使身体重心偏离重力中轴线。这种僵硬会慢慢遍及全身，生命乏味枯燥的感觉随之而起。而改变这种模式常常很困难，因为要打开性能量中心，常常需要面对那些深埋于心底的痛苦情绪。由此，我们也进一步发现，阻塞的性能量会导致焦虑，而这些焦虑主要停留于心脏与横膈膜一带。在心脏和横膈膜地带产生的焦虑，有点儿类似于昆达利尼觉醒的初期，奔涌至第三和第四脉轮（类似于《伤寒论》中的少阳区块）引起的感觉。

可见，一个人要达至灵性的成熟，或是想掌握心灵的能力，需要做大量工作去处理纵欲或禁欲所带来的影响，两种行为都会带来意识的扩张体验，而为了达成这种"幻觉"，我们都要为此付出不必要的代价。还记得高中在看马尔克斯写的《百年孤独》的时候那种很幽妙而又深邃的感觉，虽然那时对于其中诸多涉及"性色彩"与"性伦理"的文字还有一些不可思议，但现在重新深入思考的话我才发现这才是将《百年孤独》这部世界文学巨著发挥到孤独之极致之所在。放诸中医本身，耕铭临床上喜用柴胡剂与附子剂也就可想而知了，关键是如果患者没有意识到这方面的问题，或许身心的旋涡依旧无法停止，新的生命力也注定无法诞生。

● 活在世间，却不属于它

　　下周就是清明节了，我的两位挚亲都是在清明节前走的。俗话说：生死之间夸不得海口。佛家讲开悟就是"了生死"，而我们医生一辈子却都在与生死"较真儿"。这到底是不是一个逆定理？站在至高的角度上去考虑，我认为医学并非是一个具体的逆定理，而是一个真真切切的伪命题。生与死、苦与乐、好与坏、男与女等，把它们看破了，也就不存在治愈不治愈的问题了，因为我们已经超越了问题的本身。这就是所谓的——活在世间，却不属于它。

　　有一个节日不得不提，就是这周六的愚人节。我觉得这就像是一出人间喜剧，一次清明节竟可以串起这么多有趣而又值得思考的事情。这或许就像秋阳·创巴仁波切48年的"Crazy Wisdom"一样，破除了无数人"嗑药"式的逃避恐惧的生命依赖形式，打破了无数人处于精神和肉体极端唯物的狂妄幻象。

　　所以愚人节于我而言是一个极为严肃而又神秘的日子，而这天也正好是张国荣选择离开的日子。我本人也是 Leslie 的歌迷，他的歌和影视作品给我的感觉一直都是朦朦胧胧的，每一首旋律、每一句台词都像是嵌套，他暗示给世界的东西还是很多的。而他对待艺术也是至真至善的，这也注定了他与其他艺人不一样，从他的身上我可以看出他的"自尊、自重、兼爱、非攻"，但同时也看出了他致命性的极端迷幻色彩。

哥哥就像是甘草，一直在寻找姜桂附。缺了它，"治愈"从此变得苦涩而难熬。不得不承认，社会上缺了这种人格，注定实现不了超个人的人性整合，许多社会的终极变革往往与这些人密切相关。这就像没有甘草就没有《伤寒论》一样，甘草是所有药基中最基本的构成，既能提携真阳，又能固护真阴，配伍法式很重要。同样，作为"甘草"的国荣离真正的解脱或许也仅一墙之隔。有时候，阴阳的巨变也仅仅在于一念之间……

今天不知为何如此"伤感"，大概接下来要讲的内容也会比较"古怪"吧。

● 仲景医学体系的"慢热型"魅力

李小碗：

　　疾病分类和症状鉴别诊断的细化病位有利于精准用药，但实际上我感觉就像姚老说的历史上没几个人懂表证一样，也很少有人懂正邪交争的"势"（或着眼于扶正，把正又分阴阳精气血津液，或着眼于祛邪，邪又分外感内伤），更无法达成临床的一致性。尤其现代医学根本就是着眼于分类细化，各种细菌病毒数不胜数，每种找出其对应的杀灭疗法，以至于每出现一种新型病毒就会带来一场浩劫。

　　实际上人体是最复杂的，人身虽小，暗合天地。人存在于世界中就无时无刻不与各种邪气共存斗争，而治病之法并不应是割裂地看待双方，而应找出其中的"势"，顺势而解。

　　还有分类这种思路并不是中国人原有的，姚老讲的好像从《内经》一直在做疾病分类，张仲景是集大成者这点我是不赞同的。大而化小，不断分类系统研究这本来就是西方人的思维，很多人包括胡希恕老也认为古人很朴素，因为他们没有现代的科学仪器，看不到身体内部的运作机制，所以只能借用阴阳五行等玄学理论强行解释。但胡老也承认了虽然古人的解释是错的，但认识结论得出的规律是对的，而且这个规律是经过无数年在无数人身上实践验证过的。所以如果能找到真正的古人思维并认识到这一规律，我想是没必要再守其器、进行无穷无尽的分类的，而是返本归元，守其道、守其机、守其一。

西方人（包括现在的中国人）一直都在主张通过不断学习以充实自己，他们会在各自擅长的某些领域走得很远，为人类做出各种贡献，实际上人类也是一直这么进步的。这种方法似乎是完美的，但是传统的中国古人似乎并不推崇这样。子曰："君子不器。"古人似乎一直都在寻找一种能回到婴儿天性状态的道路，追寻一种恬恢虚无的境界，这种境界的人"自强不息，厚德载物"，如历史上的半圣而出世者、诸葛武侯、王阳明、曾国藩……而他们似乎是无所不能的，不知道如果人类当初朝这一方向发展的话又会是怎样一番天地。

耕铭：

记得胡希恕老先生在《伤寒论讲稿》里曾经总结过自己这一辈子都在不断地求深而又返浅，这就类似于万法归一吧！

古人试图在纷繁复杂的诊疗体系中找出一种高效而又清晰明了的疾病方法论，很明显，仲景办到了。仲景是一个大愚，他似乎是在思索一些看似简单实则极为深奥的东西，可是他又没有办法百分之百地用语音文字系统描述出来，这就好比极限思维无法落实于具体有限的文字上。所以当我在读《伤寒论》这部书时，我感觉是在听仲景说梦话，这种推之愈深、求之不得而又若有所思的象思维似乎需要一种野性，不仅要敢想，更要敢实践。

所以胡老也曾经说过："仲景这个方剂是'越用越有验'，真是这样子，我是的确有这个体会，所以他这个书，好好看，真比到戏园子还好。"质朴的大白话里彰显着仲景医学体系的"慢热型"魅力，反复推敲与运用，不断提炼与升华，这种"隐忍再进"的学医方式，实则更是一种生活态度。就好比在"泰坦尼克号"即将湮没的时候，你却已经安然地把握住了"爱即永恒"的真谛；在台风即将袭来的汹涌波涛的大海上，你却能安然睿智地端坐在海底深处，相比外遭纷乱环境下的鱼虾们，你似乎更能看透与接近事物的本质。

简单来讲，我们也是试图在复杂多变的疾病谱系中用中医的思维去找一种钤法，因为在"病"的层次上思考太多，反会后患无穷。那么《伤寒论》到底是种什么样的存在呢？就像佛教里的《心经》一样，既然是一种抽象奥古的方法论，那么我们就要把它活出来，更要真真切切地用活它。

● 道无鬼神，独来独往

　　洞察人世，谙习药性；一锅一乾坤，一药一红尘。本草皆有儿女性情，医者亦当侠骨丹心。《素问·宝命全形论》有云："若夫法天则地，随应而动，和之者若响，随之者若影，道无鬼神，独来独往。"这不仅是中医临证的境界，更是为人处世的大美之境。医者的当下心境，患者对于医者的信赖，以及临证对于全局的把握，"天时、地利、人和"造就了最终的结果。医者急躁，患者不屑，如此互相应付，谈何治愈？曲黎敏说过："人，皆因人性而病，但，人只想解决病，对人性的贪、嗔、痴依旧听之任之。所以，对大多数人而言，病，只是一次痛苦的经历，而非自我觉知的起点。如何训练和磨砺我们的肉身，其实也是修行之路上的一个重要课题。唯有在它之上，我们才可能训练和把握精神之节奏，保持警惕的心，让它尽可能平稳地向高处飞翔。"

　　柏拉图曾说："要成为一名好的医生，其中三分之一的条件必须具备所谓的魅力。"那这种魅力又是什么呢？就是让患者信任你并能借由你认清自己的"魅力"，所以作为医生的你就应首先活明白。面对许多复杂的慢性疑难杂症，患者早已求医无数，之所以经久不愈，很大一部分是患者缺乏对自己的信念和定见。他们对外在的依赖太过，整个求医历程更像是一次盲目地寻找自我麻痹的过程，这就像鸵鸟一样。患者似乎丧失了对于自己身体的能动驱力，疾病的发展态势与患者的精神意念似乎南辕北辙。如果把疾病的属性定为阴的话，那么患者的意念驱力就是阳，"阴阳往来"，就构成了疾病的迁延难愈之象。同时医生的执行力与患者的配合力也可以看作是一对阴阳属性，二者的默契程度是灌注于临床疗效的灵魂。

所以一个真正懂得疗愈的医生，他所做的无非是让患者的最终信仰回扣到内求诸己上来，让治愈过程成为患者重新发现与认知自我的过程，每一次治疗都是一次深刻的自我解读，这就好比禅宗的"十牛图"。

这里有一个小故事，是我在假期实习的时候无意中读到的，来源于《新约圣经》：彼得走遍各地方，有一次他访问住在吕大的信徒，在那里，他遇见一个人，名叫以尼亚，这个人患瘫痪症，在床上躺了8年。彼得对他说：以尼亚，耶稣基督医治好你啦。起来收拾铺盖吧！以尼亚立刻起来。

这则小故事对我的触动很大，让我想起了导师胡因梦说过的一句话——爱与德行才是唯一的解药。因为爱，我们的行使力才被赋予了灵魂。我们作为生命疗愈的执行者，不应该有任何关于身体和疾病的成见，要珍视并重新看待每一个迷失的灵魂；医者更应做到动机单纯，不要把看病当作是一场作秀……临证多了以后，耕铭也越来越感觉到，治愈患者的过程最终实际上是在治愈自己，就像谭杰中说的一样——疾病是大宇宙潜在意识写给自己的"情书"。人与疾病以及治愈与被治愈者之间的关系，似乎远没有想象的那么简单，一切的一切，似乎又会偶然而又必然地引起我们的自我反省与了悟。

● 下辈子，我是耕铭的患者

在重新深入剖析下，

我发现，

即便我似乎寻找到了沉浸于医学与临床的快感与存在价值，

还有我喜欢的所有的过程和结果，

以及我苦苦追求或者渴望享有的周遭的美好与温存，

但我又一次敏锐地察觉到，

真正的我离现在的我还很远很远，

我并不是真正的我，

我也没有真正得到或者真正付出过什么，

我既没有成就感，

也没有失落感。

死亡后的空寂与绵绵无期的求生欲对我而言已经没有任何

意义，

曾经以及正在跟随我的患者，

他们是否想要真正而又彻底地活下去，

完全取决于他们自己，

而真正的我，

似乎也不想成为他们生命中是非对错里的一个虱子。

大部分的治愈，

确切地来讲，

是在暗暗地逼着溯回的"死者"向自己"生前"的影子忏悔与呐喊，

十分可惜的是，

我们大部分或者说百分之九十九点九的患者，

并没有真正用心去聆听与反思，

相反，

却用自己这副破铜烂铁的身体，

不断恶心与伤害自己与曾经爱过我们的人。

哪怕有一天我们真正地逝去，

或许与活在人间时的那种低层次仪式感没有两样，

我们自以为解脱，

却不知我们用了在阳间一辈子的时间开了一个天大的玩笑，

昔日的种种悲欢离合，

竟活生生地死成当下颠倒离奇而又真实不虚的阴间喜剧……

如此在阴间与阳间里往复循环，

在某种意义上便构成了生命中的轮回。

这辈子我是张耕铭，

下辈子我是张耕铭的患者，

上辈子我是张耕铭身体里的癌症……

小到心、肝、脾、肺、肾，

大到童年、在人间、我的大学，

这是我对我目前所感受到的唯一清晰而又严谨的表达。

● 能受能了，不能受不能了

耕铭：

正所谓"菩萨心肠，霹雳手段"，没有这8个字绝对不可能成为大医，更不可能名留青史，成为医学界的一个掌舵者。有一次我在看佛祖和魔王波旬的故事，才真正明白了佛祖的处境和心境。人从善最不容易，从恶却最容易，有那么多诱惑与压力，一时招架不住，瞬间就会垮掉，等到最后一个人垮掉，佛法也就泯灭了。我说的也是一个道理哦，当一个好的中医不仅要学好《伤寒论》，还要具有普贤菩萨的大愿，观音菩萨的大悲，弥勒菩萨的大度，文殊菩萨的威猛智慧，地藏菩萨的静忍深密，这的确很难。

安喜医：

耕铭小师傅，我绝对不是恭维你，我也在临床上搞了10多年的中医了，《伤寒论》从研究生开始，也遇到过许多流派与权威，就是只有你搞得我觉得才是我所认为的"高大上"，才是真正能够立世修身修行的，有种大宗师的气派，的确帮我找到了一个可以真正突破中医桎梏的一个架构。

我不是那种聪明绝顶的人，我只需要一个真实的过渡，才能成为一个真正的自己。如果光凭自欺欺人，或许能名利双收，也能受万人景仰，但是心有不安，还是觉得没有拿到真东西，愧对自己的祖师，愧对仲景，也愧对对咱们有帮助的这些人。《伤寒论》的学习也好，对于中医的突破也好，都还是需要那种最真实诚恳的东西，做一个真实的人，有真正的临床实力，才能成为掌舵人，再去普度别人。境界摆在这儿，什么都摧毁不了你，那才是真正能用的一个实力。

最近我又有一些新的收获。原先《伤寒论》有好多条文我是读不懂的，不过现在再看这个《康治本》时能反应过来了。搞明白了是件很喜悦的事，大家也都知道，如果能够真正懂得佛法，这个人会得大喜悦，绝对是超越时间与空间的，应无所住而生其心。

耕铭：

《伤寒论》绝对不是一部普通意义上的医书，我们可以用它来处理好多医学以外的问题。

安喜医：

是的是的，研究生的时候我是感觉完全读不懂。他这个体系跟我们学的后世中医完全不一样，所以很多东西感觉道理上很难通。但是现在再看看，其实中医有很多东西追求的还是在无常之中的一种不变的绝对真理的存在。这就是仲景的远见性，他临床上很潇洒的，全是大手笔。

耕铭：

程应旄有云："《伤寒论》之所以为《伤寒论》，其立言如是，其立法如是，以此得为古今一部医书大全。夫书则安全也，法全则书全，卷之不盈一握，舒之膏泽天下。以此语书，《伤寒论》而外无医书矣；以此语道，《伤寒论》而外无医道矣。"《伤寒论》名"论"不名"经"，我认为原因有三：一者此书极有可能为仲景口述之书，乃平素临床举枚总结之结集；二者此书行文构架极为灵活，不当死读，而应当充分发挥主观能动性，与仲景达成临床教学之互动；三者"论"乃总论、方法论之意，本身具有高度的灵活性与整合性，仲景希望后世借此能够继续寻找创新与发展的可能。总之，八仙过海，各显神通，这才是我们中医临床的境界。

一旦明确了六经本身的真实性，剩下的就是走多少步的问题。真正中医眼里，病没有"治"好"治"没的，它一定是走出去的。为什么癌症的家属患癌的风险是常人的数倍？因为癌症是可以"移花接木"的，它不可能凭空而来，凭空而去。你得给它个成全法儿，好聚好散，这叫治好了，人干净了，身体也不拧巴了。所以我们的六经辨证在乎的是疾病的原始驱力，至于疾病本身，管它是感冒还是肺癌，我们从不"尿"它。与其纠结于流派和方子的花样，倒不如踏踏实实地去在患者的六经转归上寻求突破点。

安喜医：

这么多人讲《伤寒论》，就你说的这个我能受了。佛说："能受能了，不能受不能了。"《伤寒论》真的就是这样，给我的充实感很足。通过它需要找到一个与心相应的东西，这样才能真正入进去，把中医做到极致。大千世界，在佛的指引下，透过你，我窥察到了奇妙的存在。谢谢谢谢！

● 学的是性命，养的是情怀

Phoenix：

　　跟耕铭讨教一下养生大法。

耕铭：

　　你看看我这个身板，一米八的个子体重都不到一百二，在你们面前谈养生有点儿愧不敢当。我觉得，养生并不是一种延长寿命的法子，而是一种保障我们生活质量的生活方式，为的是让我们自在舒服，仅此而已。至于想"修仙"与"长生"，那要看有没有这种必要，更何况人还没活明白，谈何修仙学佛登峰入境呢？"养生"不求刻意维持，但求了然内化于生活，时间长了，人活明白了，也自然就"羽化而登仙"了。

　　第一点，尝试每天习惯性地敲打胆经（柴胡带），尤以臀部环跳为主，此处总领人体经络阴阳气机的"开阖枢"。少阳胆经也是临床上出现体表瞑眩反应最频繁的区块，适当地敲打疏通，可以促进此处气机的调达。同时临床上少阳区块涉及的病理范围颇多，之前也一再强调过"凡十一脏取决于胆"的重要生理意义，所以经常敲打胆经（柴胡带）是一种比较理想的自我保健方式。

第二点，每天晚上 7 ～ 9 点这一时间段里多给自己敞开心灵的机会，放下自己手头繁忙的工作，关上手机和电脑，放空自己，去尝试与自己喜欢的人做一些灵魂上的互动，可以看看星星，散散步，更可以借此机会深度发掘自己内心深处的灵魂世界，有时候生活需要的是灵性与诗意，而不是无谓的忙碌与规划。7 ～ 9 点是心包经的气血流注时刻，"心包者，臣使之官，喜乐出焉"，于我于他，这个时候保持灵魂的愉悦感是最重要的了，很多灵性的感召，也都容易发生在这个时候。

第三点，保证在 11 点前入睡。这个时候少阳枢机开始运作转枢，从夜晚 11 点至次日凌晨 1 点，完成了阴阳互根的天地日月交泰，机体得以生生不息，此之谓《内经》里的"因时之序""人与天地相参应"，要想颐养天年，就要天人归一。对于这点，耕铭表示惭愧，因为学习和工作的需要，白天临证晚上读书，每天整理医案与稿子的任务都压到了深夜，虽然身不由己，但也实为下下策，眼看手下的医案和书稿渐渐落实，心思也慢慢放下，以后就不挑灯夜游了，还是要听从身体的意向，顺应天地自然。

第四点，学会独处与默观。净空法师说过，现代人 95% 的能量都消耗在妄念上了。胡思乱想最容易消耗能量，劳心劳力正常工作消耗能量有限。一个人无欲无求的时候，也是他精神世界最充盈富足的时候。《内经》里就讲过："恬惔虚无，真气从之；精神内守，病安从来。"灵性导师 Al-Bistami 亦曾说过："忘掉自我，就是回忆起神。"这些都是至理真言，最简单，也最崇高。

第五点，和喜欢的人做喜欢的事，如此方能保持身心愉悦畅快。至于龌龊流污之辈，耳根清净，两眼不看为妙。世界如此之大，还有更多的美去等我们发现与体悟。

第六点，《素问·太阴阳明论》里讲过："脾者，土也，治中央，常以四时长四脏，各以十八日寄治。"说的是脾不单独主某季，而是分主四季中每季前后各九日，即十八日，四季共七十二日，在此期间可以适当服用四逆辈，脾土得固，肾阳得以封藏，由此中气充盈丰沛，自然得以带动四维阴阳的升降出入，人体得以维持动态平衡，此即《金匮要略》中开篇强调的"四季脾旺不受邪"，现在我们全家都在奉行，效果很不错。

第七点，学会观照自己的呼吸节律，调整自己的呼吸。生命活动里最重要的就是呼吸，最容易被忽视的也是呼吸。人之所以得病，绝大部分都是由于有为的意识与无为的身体发生了冲突，而调整有为的意识与无为的身体的拧巴状态最有效的方式便是修习止观。试想现在有几个人的呼吸是规律的？配合上适当的体位（我个人喜欢八段锦里的第一式——双手托天理三焦），就是瑜伽和导引，有兴趣的可以自行参阅相关书籍，这里推荐一本南怀瑾的《呼吸法门精要》。

第八点，没事常梳头。自备一把质感舒服的梳子，梳头发对每个人来说是比较经常的事，头部为诸阳之会，经常梳头可以疏通经络，能通达阳气，宣行郁滞，疏利气血。经常梳头，尤其是百会和附近的四神聪，能够促进大脑和脑神经的血液供应，提神健脑，固发明目，缓解头痛，预防记忆力减退。经常用梳背或梳柄按摩百会、大椎、风池穴，也可预防感冒、颈椎病等。可以说，无论什么保健养生方式，神明之府——脑的保健都要放到首位上去考虑。

● 我们医的，都是冥冥之中的佛

师兄：

能用你的理解来说一下"名名者虚空，皆不可得"吗？

耕铭：

什么都没有喽。我们没有额外得到过什么，更别提失去了，就好像原本都没有经历过放不下的痛苦和过程，谈何放下嘛。

师兄：

本来就是没有的，冥冥之中什么都得不到，又谈何放下？

耕铭：

我们都一样，以无所得故。

师兄：

众生皆具大智慧之心，法性自然明通。

耕铭：

负载在我们身上的壳子可以千变万化，比如地位、美貌、才智……但，这些终究都会失去，就像灰尘一样。

师兄：

这些都是虚空的，何必又去纠结于此？

耕铭：

执着于此就化生出了我们目前所有的痛苦。

师兄：

你感到快乐吗？

耕铭：

我的壳子不快乐，但我不在乎壳子是否真正快乐，它也没法真正快乐。

师兄：

无眼耳鼻舌身意，无色声香味触法。

耕铭：

因为它是虚的。

师兄：

本来就是无我利他，没有这份执着这就是一种幸福。

耕铭：

如是。但是原生家庭和社会环境把我们蒙蔽了。

师兄：

往昔种种罪孽，其实由无始贪嗔痴、原有的生活蒙蔽了自己的大智慧。

耕铭：

对的，所以为此而痛苦……这，就是慈悲吧。

师兄：

你能用笔画出自己的心吗？

耕铭：

嗯……把笔放在桌旁就可以啦，如是，心也。你的裤裆里也不能排除我心的存在。

师兄：

世间分布的彩色啊，都是虚妄取一异象啊。

耕铭：

这不就是风雨乱世，滚滚红尘吗？

师兄：

众生本心存大智慧，只因世俗蒙蔽而难以获得大智慧、大安乐。

耕铭：

红，乱也；尘，虚也。乱而虚无，人们就没有了安全感，也在虚无地寻找安全感。

师兄：

谁又能真正地做到无我利他呢？

耕铭：

这就是哲学过渡为宗教的原因吧。

师兄：

知道佛医最高境界是什么吗？

耕铭：

我理解的可能不是很透。我觉得，疾病本身是种恩宠，人们没办法从中理解自己、去和解、去重新敞开地活着，按理就不是治愈的。佛医，何尝不是医佛啊！我们医的，都是冥冥之中的佛。

师兄：

疾病本身就是一种还债的方式。无因，哪有果？无果，哪有因？冥冥之中自有断定。知道淫欲当入何趣？

耕铭：

性趣？

师兄：

怎讲？

耕铭：

我觉得，淫欲就像人体内的水一样。

师兄：

覆水难收啊。

耕铭：

性欲，是一种原发的纯动力，又是一种歧化的存在。

师兄：

入无间地狱。

耕铭：

入无间地狱，人间即地狱。

师兄：

钟声惊醒世间名利客。

耕铭：

感情泛滥不就是淫欲的一种外在表现吗？

师兄：

怎讲？

耕铭：

追求的是绵绵无期的安慰，就会离自性越来越远，最后我们会更痛苦的。正心专注于性是双修，邪心泛滥于淫是色，心定也。

师兄：

本来无一物，何处惹尘埃？毕业后打算干什么？

耕铭：

打算成立一个属于自己的中医品牌。大无为，小有为，希望内心不会变质，而是真正随心所欲地造福人民，让中医内化为人们的一种生活态度……

师兄：

路途遥远，莫忘初心，得携君之雅号，吾愈深入仲景大道。

耕铭：

走西口嘞……

● 竭力还原正本清源的中医境界

实话实说，张耕铭是大学时代里对我学术影响最大的一个人，给我树立了一个标杆，也给了我很多启发。我想先以舍友的身份"揭露"一下他的真实生活。首先，异常勤奋；其次，思考极多；核心是好钢用在刀刃上，把经典放在首位，真正做到了亲近经典、敬畏经典、不迷信经典。

我们朝夕相处，我看到了他一步步努力达到极高成就的过程。比如说，我们学习的时候，他也在学习；而我们参加各种娱乐活动的时候，他还在学习；我们吃饭的时候，他在看病；我们睡觉的时候，他在整理医案与知识点。就是这样夜以继日地工作，成了我们中医学院里的学霸。

很多同学纳闷为什么自己也努力学习中医，却没有得到那么多的收获。因为学习不仅仅要听懂，更重要的是总结，能把杂乱的知识整合成心里的一个模型，执简驭繁，而不是像机器一样背诵。这需要对知识的牢固把握和深入理解，即融会贯通，没有这一步永远建立不起成熟的体系。也许有人会说，我们医学生需要完成的课业很多，每天满满的课，偶尔抽时间去复习一下已经很不错了，哪还有那么多时间去深入思考、去读那么多课外书？我只想说，时间是自己的，更高效的学习方式也是自己选择的。在这方面耕铭就是我们的榜样。

我们中医，对于从古至今的理论的看法可谓仁者见仁、智者见智，经典中同样一句话，在不同人眼里就有不同的解释。读了谁的书，就会有谁的看法，但到底哪个对，尤为需要思考辨别；读书思考越多，越能深刻地参悟，并融合不同的看法为己所用。我们中国传统文化的思维，没有想象的那么神秘，但实际应用也没有想象的那么简单。学习古人的智慧，延伸自己的思绪，参考西医严密的逻辑，加上亲身实践，才能成为一个优秀的中医大夫。

耕铭作为一名普通的学生，没做过科研实验，全是靠他对经典的体悟和深入地思考，加上临床经验，如此写出来的东西就是两个字——实在，读起来也很自然地有种快感。我们读《伤寒论》时会有很多疑问，总感觉传统说法哪里不对劲，或难以用到实处，毕竟没有临床事实的想象最终只能是想象。而耕铭却打破了这层桎梏，在书中一针见血，直接破除以前很多牵强附会的解释，这对于中医破执有很深刻的意义。耕铭在书中把《伤寒论》的理法方药高度整合，其综合性甚至可以从一个条文的讲解中窥到全貌。虽然条文有各种限制、各种概括，病证也复杂多样，但我们分析的套路要固定，辨六经虚实寒热、病理次第与阴阳属性，每一步都要落实，而不是人云亦云，没有自己的看法。这样我们的辨证才能更客观、更系统。其中穿插的详尽的医案，皆为大手笔的"作品"，对我们以全观的视野深入了解《伤寒论》临床应用有极大的启发价值，是《伤寒论》临床进阶不可多得的读物。

记得耕铭在书里说过："'高层次'的中医境界，已经到了'此地空余黄鹤楼'之萧瑟地步了……关键是又有几个人能真正敢'头破血流'地为中医做一点儿正本清源的大善事？"余虽愚笨，但愿向佼佼者看齐，同为中医事业的崛起和发展奋进！

谨以此文向亦师亦友的耕铭表达我深深的敬意与感激。

（山东中医药大学 2016 级鹊华班　郭庆祥）

● 中医世界里独唱《伤寒论》的"Sia"

"我觉得有太多东西值得感恩了，比如生病。"

"你脑子也有病了？"

我妈总是不能很好地理解我的意思。毕竟作为一个被生活反复"折磨"了几十年的绝经期妇女，她的思想"务实"且顽固不化。这些年我俩一直对着干，总觉得不能相互理解，搞得我心太累。

后来出现了意外，真的很意外——我觉得你要感谢你的病哟，要不然也不会认识张耕铭。

He is always full of unimaginable magic power.

看耕铭的书，最爱看的就是这些零零散散的"胡扯"——

"你能用笔画出自己的心吗？

嗯……把笔放在桌旁就可以啦，如是，心也。你的裤裆里也不能排除我心的存在"。

我真的太喜欢太喜欢他这个回答了。乍看让人嫌弃地一撇嘴，再一想却有了种莫名的敬意。或许这也正对上了佩索阿的那句"我的心略大于整个宇宙"吧。

朱生豪有句"你读书时可以想放假的快乐，放假时可以想读书的快乐，于是永远快乐"，说来有点儿惭愧，我就是这样干的。毕竟长时间读书和假期生活的一成不变都会让人自感活得腻味，可是耕铭却并不这样，他应该是目前我见过的最有天赋但又最努力的人了。在大学图书馆里研读经典夜以继日，假期中不遗余力地安排临床实践，光是义诊慢性大病与急重症就已突破1400余人……有时劝他不要太累，适当放松一下，他却道："阅读就是最好的放松……"

耕铭给人瞧病，遇到的很多都是癌症和疑难杂病，临床上回天乏术自然也是常有的事，但却从来没有遇到恶意挑事的患者和家属，他在患者和学生中的口碑也是尽人皆知的。因为他不能保证最终疗效，但却能保证认真对待每一个患者。为此他为每个患者都制定了一份非常详细的"人体说明书"，一个患者的平均问诊时间不下半小时。记得有次在二餐为一位乳腺癌的妇女义诊，整套系统诊断足足用了3个多小时——这都是为了更好地了解患者，让患者踏实舒心。当得知这位乳腺癌患者的丈夫经常使用家庭暴力时，耕铭的诊断更加细化了，言语之间似乎让我们看到了一位菩萨，真的不敢想象他的内心到底有多柔软，他应该是我见过最爱人的人了。

耕铭总能知道你在他这里想获得什么样的肯定，于是他就会"潜移默化"地尽力去满足你的小想法。我觉得这也是善良的另一种面相吧。耕铭对我医学专业上的帮助当然还有很多，他从来都是知无不言、言无不尽的。他对"医者相轻"很是不屑，想要打破各家之间的壁垒，尽力还原仲景本意。对于中西医的汇通，他也有着独到而又深厚的功底。在学术领域里，他一直都不太在乎别人的眼光，坦坦荡荡，特立独行。他开阔的胸襟，马丁·路德·金般充满斗志的精神，让我由衷佩服他的同时又深感他所承受的异于常人的压力。

记得高尔基说过，每一个来到安东·契诃夫身边的人，"会不由自主地感到自己希望变得更单纯，更真实，更是他自己"，同理，我觉得每一个真正接触到耕铭的人也一定是这样想的。自由，癫狂，可爱，耕铭同样也赋予了《伤寒论》如此的魅力。

（山东中医药大学 2017 级中西医二班　佟歌）

● 与仲景喝过咖啡的人

从未见过如此"风流"的青年中医——才20出头就已经成为"伤寒"学界的武林高手，《伤寒论》这部公认为最难啃的中医书，耕铭是真真正正啃明白了，我笑称他是为数不多的与仲景喝过咖啡的人。

初识耕铭，是在黄煌老师开办的经方医学论坛上。那年耕铭才大二，他在论坛上对《伤寒论》进行逐条解读，仿佛金庸武侠小说里于深山练成绝世武功之后横空出世的少侠，甫一出手，名动论坛。他发的帖子含金量十足，总是参与人众多，议论纷纷，热闹非凡。甚至曾有一位网友戏言："如此注解果为男性青年才俊所写，我欲招之为婿！"呵呵！这真是对耕铭中医才华的最大赞赏。

确实，耕铭是配得上论坛老师们叹其才秀的。要知道古往今来，注解《伤寒论》的书何其多啊，可是我相信绝大多数的书是让人无论读多少遍，永远都是似懂非懂的。那种感觉就像高中老师敲打我们说的那样——打开书本，十分明白，合上书本，万分迷茫。可是耕铭的注解不这样，总是从现代医学语言出发，从临床实践出发，用实实在在的语言把一部深不可测的《伤寒论》讲解得浅显易懂，并且他从不随文演绎、人云亦云，敢于提出自己的想法，大有初生牛犊不怕虎之势。

随便摘录一段，比如他说："赤石脂禹余粮汤是一种固涩剂，类似于西药的蒙脱石散，只能治标，不治本，大肠是固涩住了，利也止住了，可是患者该不舒服还是不舒服。我尝试将其与少阴病篇307条的桃花汤联系在一起，大体推知患者基本的阴阳属性，从方子的架构来看，桃花汤针对的是中焦脾胃虚寒，核心药基是干姜，用以温固脾阳治其本，配上甘草会更好，之前讲过，甘草干姜基专门用来治疗阴性体质状态下津血的过度耗损。在此基础上再加上赤石脂、粳米（炒怀山亦可），用以固涩肠道止利以治其标。如此标本兼顾，疗效确切。包括《金匮》里的黄土汤，用灶心黄土收敛止血，阿胶、生地养血以治其标，用白术、附子温阳健脾摄血以治其本，与桃花汤的组方思想是同出一辙的。"耕铭的才华可见一斑。那段时间，追耕铭的新帖就像追一部好看的电视连续剧一样，总是让人满怀期待而又难以忘怀。

其实，充其量我就是个《伤寒论》的"票友"，只能把自己平素的一些瞎琢磨，学习中的一些疑问向耕铭请教。耕铭总是不厌其烦地回答我那些不着边际的问题，顺便把他的读书、临床经验讲给我听。当然这期间，家人有了感冒发烧什么的，自然离不了耕铭的保驾护航。记得有一次，我7岁的小孩子感冒，症见发热不恶寒，咽红干呕，精神可。我对着黄煌老师的退热经验方：柴胡、甘草、黄芩、连翘，觉得适应证很像，就依葫芦画瓢拟了1付。写完后，我不放心，就向耕铭请教。耕铭看后，不紧不慢地跟我说了3个字："不清热！"反而开了付葛根加半夏汤。其实，纵观耕铭的医案就会发现，耕铭确实很少用这些苦寒清热药，温、通是他的特色专长。最后他反复强调要用大剂量的半夏，这样处理后小孩发烧不会反复。我依方抓药，正如耕铭所言感冒很快被干净利落地拿下了。

　　前一段时间，哺乳期的老婆突然乳房胀痛起来，她就在网上查相关资料，网上有说是乳腺增生的，有说是急性乳腺炎的，有说治疗比较晚的话，乳房往往会化脓，要切开排脓的。把她吓得不轻！我说用中药试试呗！她不信，老婆是三甲医院急诊科护士，二话不说跑自己单位看门诊去了，可那天看门诊的都是自己认识的年轻男医生，她不好意思，就又回来了。看到她的舌头红得像草莓，我给她拟了1付四逆散合麻黄、石膏，我也不放心，就又请教耕铭。耕铭问了几个症状，看了下舌头，不紧不慢发过来3个字："不清热！"然后发给我一个方子：肉桂15g，干姜15g，赤芍15g，柴胡15g，清半夏20g，茯苓20g，苍术15g，生甘草10g（这个方子就是耕铭自创的"九鼎归宗饮"类方）。来不及过多询问，赶紧把药抓回煎了，2付药刚刚吃完，第3天早上刚起床，老婆突然对我说乳房好了。我真是又喜又惊啊！喜的是老婆的病终于治好了，再也不用担心这个担心那个了；惊的是用药才2天就好了，这速度也太快了吧。原来真的有"一剂知、二剂已"啊！当然治疗这点小毛病对耕铭来说简直是不费吹灰之力，用上耕铭的九鼎归宗饮那是"杀鸡用牛刀"，要知道耕铭对付最多的还是急危重症！

　　事后向耕铭请教这个方子，他给我发来这12个字："温补太阴，托透少阴，清宣少阳。"剩下的让我自己体会了。那段时间我简直对九鼎归宗饮着了迷，琢磨里面的每一味药，慢慢我明白了耕铭所说的那十二字总诀。方子是死的，而法是活的，耕铭用的就是温、通的道理，是激发人体内外三层的阳气，打通少阳的疏泄通道，调整人体气、血、水，这样就达到了"阴平阳秘，精神乃治"的状态，从而实现"正气存内，邪不可干"。就这样突然有一天，我确信有了一种武侠小说中被输入几十年内力打通任督二脉的感觉，感觉《伤寒论》通了。可惜，这里篇幅太小，我写不下……

带着这样的感觉，再去看后世类似的方子，真的是秒懂。比如看到《太平惠民和剂局方》中的五积散，方子组成为白芷、枳壳、麻黄、苍术、干姜、桔梗、厚朴、甘草、茯苓、当归、肉桂、川芎、芍药、半夏、陈皮。我对耕铭开玩笑说，五积散和九鼎归宗饮的思路一样呢，只是胆子还不够大，应该加附子的。微信那边传来了耕铭爽朗的笑声。又有一次看到有医案用葛根汤加桂枝茯苓丸治疗脸上的痤疮。症见：痘痘有丘疹，有结节，有脓疱，甚至有窦道，脸上就像菠萝一样。我对耕铭说加半夏散结，加柴胡疏通效果应该更好，微信那边又传来耕铭爽朗的笑声。我知道这些笑声是对我的认可与鼓励。

看完了耕铭发给我的初稿，我对他开玩笑说："如果仲圣的《伤寒论》是中医界的《九阴真经》上卷无上心法的话，你这本书简直就是《九阴真经》下卷记载的最犀利的武功，搁古代绝对是秘不示人，传儿不传女，传内不传外的。"耕铭笑了笑说："我写书不是为了出名，也不是为了显摆自己看病有多好。我就是看到世上有那么多人受到癌症折磨的痛苦，而自己栽了那么多跟斗，在这方面积累了点经验，不写出来难受。"我听了真是惭愧呀！后来我体会到九鼎饮就和黄元御的下气汤一样，左变变，右变变，简直可以此方为基础加减变化治疗无数疑难杂症。又联想起耕铭祖上曾是地方一大名医，就调侃他说："小子，你不会是灵魂附体了吧？！"

谁说不是呢！

小火神耕铭学徒一阳

● 具有骑士精神的中医冒险家

复旦大学的陈果曾经写下过这样一段文字："真正的幸福，是让自己活成一束光……当你活成一束光的时候，你周围的世界便是光明。"耕铭于我于他人，就像是一束光的存在。

不论是中医思维的启迪抑或人生之路的引导，不能说他活得完全通透了，毕竟他年纪尚轻，人生的路还很长，但是，"真实"这个词用在他身上再合适不过了。尤其在中医学术与临床面前他很真实：崇尚经典，宗仲景之法，牢牢把握六经转归，力求还原最纯真的古中医思想。耕铭不是夸大主义者，承认中医学并没有"百分之百"，又能恰如其分地把握提炼出西医的优势，擅长中西医结合。

粗中有细是他一贯的风格，许多接触他的人一开始都会觉得这个人很"粗犷"，"粗犷"之下隐匿着几分"阴阳怪气"，有点儿像杰克船长。因为他的生活追求简单与极致，不会计较生活上的小事，有时候一本书和一个水壶就可以充实地打发他一天的时光。但接触久了，你却会发现他的思维异常缜密，不论是在医学问题上的反思还是在人性问题的观察上。

不得不提的是，耕铭在临床诊疗上下足了功夫，很难有人与之相匹敌。他对于患者信息的采集十分用心，可以认真地聆听患者一个多小时的"唠叨"，虽然他看病的效率很"低"，但确实对许多疑难杂症患者动了"真情"，用了真心，也正由于此，他在患者心目中树立了心灵与身体双重"导师"的独特身份。

耕铭的临床诊疗有理有序，处方严谨，用药的比例与味数极为讲究，随便的一组配伍他都能对照着患者的病证同时援引出一串串《伤寒论》原文来。这也使我大彻大悟：原来把《伤寒论》原文放到具体的患者身上去读竟然如此灵活自如，虽根于《伤寒论》，却丝毫没有被理论约束的感觉。常常感觉一趟跟诊下来好生快活！耕铭有时还会在临床上随机推演组合出许多新的《伤寒论》条文，这都是他在患者的身上用心体会到的，也真正做到了围绕《伤寒论》始终的继承与创新。

在中药使用规范上，他精心考究了全国的道地药材，他的私人处方也因此而极为详尽，每味药的右下方都会标上此药的最佳产地与炮制方法。比如，耕铭自行处理的肉桂有着严格的筛选标准，外面包被的粗皮一定要去掉，粉碎后的肉桂碎片的直径严格控制在0.5～1.5cm。再如，对于附片的加工，更是炉火纯青，无论是在毒性还是药性上，他都拿自己做过人体实验。

诊疗仅仅是临床医学的一部分，耕铭尤为重视诊疗后的医嘱。每次处方后他都会不厌其烦地为患者解释透彻治疗规划与注意事项，并且会主动添加对方的微信，因为他希望自己的患者是在明明白白、踏踏实实地治疗，而不是在疑惑与不安中接受治疗。

从现实的角度来讲，耕铭因此活得很累，一天撑死才能看10～15个患者。与他的交往中你会发现，每天他留给自己的时间很少，留给家人和朋友的时间更少，抛却吃饭与睡觉，三分之二的耕铭都已经奉献给了患者。为了整理自己的医案与学习经验，他每天只吃一顿饭，克制自己不睡午觉，每天工作到凌晨的大学生活状态已经维持了将近半年。在济南的三年里，我们都已经把周遭的景点逛了个遍，而他却一个人在图书馆二楼的自习室里坐了三年的"冷板凳"。

如果说堂吉诃德是"幻想"中的骑士，那么耕铭大概是"现实"中的骑士，力求用自己"微薄"的力量去改变"睡梦中"的人们。他敢于批判传统，敢于在传承中创新，行事自由而又果断，颇具"波西米亚"的迷幻色彩。他像藤蔓一样富有韧性，将天赋与努力完美结合，真正做到了天道酬勤。

读罢他的文字，深感其言简而意深，法圆而机活，愿读者细心品读。不可只读有字之处，更要善于体会其无字之意。其中立法诸多，希望大家用心深入体会其法，切不可盲目逞强与硬套，真正做到法明理亦明。同时切不可忘记基本功的练习，正如耕铭之前提到的那样——不管从事哪个职业，基本功是它的灵魂，《伤寒论》更是中医学的灵魂！

"为中华之崛起而读书"，伴随着诸位中医元老与泰斗的相继离去，我想也该是我们新一代中医人为中医之崛起而读书的时刻了！路漫漫其修远兮，吾将上下而求索，于我而言，《伤寒耕读录》便是这场伟大征程的开始！

（山东中医药大学 2016 级中五二班　刘欢欢）

● 蓦然回首，他在那头

　　恰如耕铭在全书结尾所题——有孤独摧毁，有时光陨落，有灵魂升腾，有化身般若，这大概便是他这几年真实的写照吧。耕铭就好比读者眼前的这部书，自在亦婆娑，拿起又放下，智慧又癫狂。

　　初识耕铭是在大二上学期，之前就对这个"奇葩"有所耳闻。我一直觉得高考的分流是很有意思的，同聚于山东中医药大学中医学院的学子们，有不少的共性，但在之后自由的大学时光中所选择与追求的却是不同。的确，这是一个浮躁的社会，刚刚结束了12年"囚禁性"应试教育的大一学子们更像一只只脱笼的鸟儿，有点儿张狂而又迷茫，能够真正静下心来坐着"冷板凳"看书钻研的大概也只有三四人吧，耕铭便是其中之一。

　　初见耕铭是在1号宿舍门口，暗经别人指引才知。观其高瘦，怀抱一书，头发应该是好几天也没打理了，与我心中所想倒也颇为符合。与耕铭的初次交流是在实训室经验与教训的分享课上，当时感觉他讲的颇有道理，但也略显偏激。仔细阅读耕铭的文章亦觉如此。我个人觉得耕铭的著述对于《伤寒论》真正起到了正本清源的破执作用，对于现代中医临床应用《伤寒论》进行实操与探索是真正的干货，他对于中医临床沉着的把握与野性思维的发挥着实令人大开眼界。不过这也让我对耕铭这部书的即将付梓有所顾虑：支持者有之，反对者亦更有之。这也正如叔本华所说过的："所有的真相都会经历三个阶段。第一，被奚落；第二，遭受激烈的抨击；第三，不证自明地被广泛接受。"我想，这大概也是所有拓路者所必须面对与经历的吧。

读书的过程好似在与作者喝茶，说天才与疯子只有一线之隔，我觉得耕铭更像是天才与疯子的结合体。他说他就像是一本书，谁想翻就翻翻，这大概也暗示了他来到人间的使命。但书毕竟是书，不是读者自己，我觉得他更像是一个孤独的行路人，身边的"驴友"与过客很多，内心却是喜欢孤独的，这很符合水瓶的特质，与中医里的五运六气也有深刻的联系。

耕铭在书中对于中西医理论的汇通有很多极为大胆、常人想都不敢想的见解，衷中参西，立足于经典而又不拘泥于经典，验之于临床也是效如桴鼓。这对于一个大三的学生实在是难能可贵，在其背后所付出的日日夜夜、每分每秒都是高效的思考与灵性的碰撞交织。其实我有时担心他会为此而崩溃掉，因为除了这些超负荷的脑力负担，耕铭的临床压力也是超乎常人想象的，与他共事既是一种享受，又是一种压力。这种人严格来讲不是一个单纯的人，而是许多宇宙特质的复合体，从他身上很难找到一成不变的东西，或者说他的生命力在于"恒动"。

他很敏感或者说是感性，中医也是偏于感性的一门学科，很多东西都像是默会知识，正如耕铭书中对于一些条文的描述与他想给当下的你的感觉是不同的，而每个当下的"你"的思维状态也是不同的，更别提一千个人心中有一千个"哈姆雷特"了，所以通过这部书我觉得耕铭带给我的启发往往比他所写出来得更加深刻，阅读这部书的"魔力"也在于此。

王国维在《人间词话》中强调过古今之成大事业、大学问者，必经过三种之境界：昨夜西风凋碧树，独上高楼，望尽天涯路——此第一境也；衣带渐宽终不悔，为伊消得人憔悴——此第二境也；众里寻他千百度，蓦然回首，那人却在灯火阑珊处——此第三境也。我觉得这三层境界是相互渗透的，而终于"为伊消得人憔悴"中大彻大悟。恰如耕铭经常与我提及的"大医至简"，哪来那么多迂回曲折？最后都是——蓦然回首，那人却在灯火阑珊处。中医的经典是越在临床中咀摸越深感古人之大智慧，大道至简莫不如此。

发掘，继承，弘扬，创新。作为新时代的中医，不忘初心而坚定立足于中医经典并结合现代生命科学，有理、有据、有临床实效地对中医进行继承与革新，这就是这几年我从耕铭身上读到的。

（山东中医药大学 2016 级中五二班　刘卓金）

有梦不觉人生寒，
人间有味是清欢

　　耕铭之怪，虽早有耳闻，然相识较晚，机缘之下，始识全貌，怪无可怪，实乃真猛士也。

　　耕铭像从黑暗中走来，千疮百孔却仍愿与世人交好。有人会觉得夸大了些，我倒觉得恰如其分。数千患者之苦乐置于一人之身，不是悲者便是一个强者。

　　对于中医，他又是那么得赤诚。正如祝老先生所言："吾非嫉凉，亦非崇温，求真而已。君子朋而不党，学问无珍域，服理而已。医何事耶？可以叛真逆理而徇俗乎？悠悠之谤，吾何害焉？"

　　较之尚在抱残守缺、不思进取之你我，能不汗颜乎？

　　"要实现中医传承的普遍化和可延续化，更要实现中医的可重复性与实用性，而不是把它供在'神坛'之上将之神化与教主化，这对于千千万万正在承受病痛折磨的人们来说是可望而不可及的"

就好像扯开了中医从业者最后一块遮羞布一样，中医不兴久矣，仲景后人之不起者亦久矣！

目睹了耕铭义诊的一下午，并无诡奇之处，而治愈却一直都在。没有白挨的刀，也没有无端端的苦。患者身心的哭诉，唯有医者真诚地面对，患者才能重拾生活下去的力量。

爱与德行，永恒之灯塔，在指引我们医者前行。

赫胥黎说："医学已经进步到不再有人健康了。医学数据和指标对人已经不再是提醒，而是灾难。"

"迷信"科学同样是无可救药的。人并不按照参数和指标活着，身体知道自己的答案。每当和母亲解释这个的时候都让我哭笑不得而又万般无奈。但究其根底，却又是如此得悲凉。中医的正统回归已经刻不容缓！"所有治疗的核心都应在维系生命质量方面做根本打算。"耕铭之语，宛如春雷乍响。吾辈亦应当仁不让，奋起而直追之。

耕铭是那么得鲜活，像一部读不完的小说。假期去耕铭家闲玩，偶然拾起耕铭高中之照片，竟有些不敢相认。确实，若无身心的彻变，又怎能有今日日趋成熟、至真至善的他呢？问及未来，"自在亦婆娑，正道是沧桑"的答案并不让我感到意外。他像极了侠士，路见不平一声吼，却独自赶着风雨路。

每当在混沌不堪的现实世界中喘不下气的时候，我都会尝试从耕铭的文字中寻求点滴光明与启迪，从中我可以体察到中医美好的婆娑世界，因为我始终坚信——有梦不觉人生寒，人间有味是清欢！

（山东中医药大学 2016 级针推四班　李政霖）

● 婆娑世界里的耕铭与《伤寒论》

古灵神赞禅师曾经写过这样一首诗：

> 蝇爱寻光纸上钻，不能透过几多难。
>
> 忽然撞着来时路，始信平生被眼瞒。

在我看来，这首诗用来评价耕铭和他的《伤寒亦婆娑》是极为妥当的。

PART1：婆娑

有一天，我问耕铭：你心中的"婆娑"是什么？

他说，是"轻舞飞扬"。

听他说完，我不禁笑了，他的整部书又何尝不是这样"轻舞飞扬"呢？

灵动，自由，不受任何注家所局限，一部忠于自己内心思索与临床实践的"医录"。读罢此书，我已然喜欢上这部书与它的名字。"婆娑"二字，写的不仅是书，也是耕铭这个人。

他的行文与他的做人一样，自由而豁达；见解独到而深刻，又不乏风趣幽默之词。他的"野性思维"已经深深融入了这部书里，信马由缰而方向明确，天马行空却大道昭明。

PART2：飞跃·花火

"在写伤寒，却已经不止是伤寒了。"

这是我对这部书的第二个感叹！而与此同时，现在的"耕铭"也已不再是我当时认识的那个耕铭了。如果说我最初认识的那个他是一个感性聪慧的同学的话，现在的他已经是一个独当一面的医生了，他和他自己的《伤寒论》在这短短几年里飞速成长着，他们都蜕变了，他们也都婆娑了。

此外，在如此浓重的个人色彩下，耕铭已经不能算是单纯的伤寒注家了，真如那个书名所言——伤寒亦婆娑，但婆娑之后还只是伤寒吗？他对《伤寒论》的发挥远胜过对条文本身的理解，与其说是为《伤寒论》作注，不如说是以《伤寒论》为蓝本的《论广伤寒论》。

需要说明一点，耕铭的著述并不适合初学者看，会被耕铭带偏的，也不适合没有自己体系的人看，这样只会画虎不成反类犬。它适合有自己体系的人研读，并有选择地吸收借鉴。它适合有思想的人与其发生灵感的碰撞，它同耕铭本人一样，孤独静默里依然期待那种花火。

PART3：娑婆

"婆娑"这个词有一个姊妹——娑婆，是梵语的音译，意为"堪忍"。很多人把这两个词混起来用，以至于"婆娑"和"娑婆"最后竟真的混为一谈了。

"娑婆"其实是"娑婆世界"的简称。"娑婆世界"即是"现实世界"。作为"极乐净土"的对立面，"娑婆世界"里的众生罪孽深重，必须忍受种种苦难、三毒及诸烦恼，可是众生却安于十恶不肯出离，诸佛菩萨为了普度"娑婆世界"里的众生，忍受着这个"五浊世间"的苦难，并乐此不疲。

这与《伤寒论》这部成书于 1700 多年以前的中医临床经典的经历如出一辙，成书于乱世，毁书于战火，几经波折，后人重新收集整理却大动手脚，早已失去其原本的面貌。它如同佛祖和菩萨一般在这个"娑婆世界"里忍受着世间的苦难，却矢志不渝地普度众生……末法时代，外有西医"科学"怀疑，内有中医"黑子"诋毁，何其困顿，却又何其伟大！

仓央嘉措的《我问佛》里有这样一段对话：

我问佛：世间为何有那么多遗憾？

佛说：这是一个娑婆世界，娑婆即遗憾，如果没有遗憾，给你再多幸福你也不会体会到快乐。

伤寒啊，伤寒！你又何尝不"娑婆"呢？

PART4：初心·本我

遥想我们步入大学之初，是那么得踌躇满志，那么得意气风发，总是想成为这个行业里将来的顶尖人才。然而随着时光的推移，渐渐地发现，自己竟然也"不过如此"。不知有多少人没有坚持下来，选择了转向西医；不知有多少人望而却步，选择了放弃临床。仅有的坚持下来的人又不可避免地出现了分化：一部分人囿于胆识与见解，无所建树，混天熬日；一部分人装神弄鬼，胡搞八搞，弃经典于不顾，流于骗术与玄学；另一部分人，他们"嫁"给了经典，也亲身见证了经典的伟大与神奇，他们开始反思，开始求索，开始在爱与恨的深渊里摸爬滚打着轮回路上的每一步，红烛下，泪光里，却总是那么挣扎与孤独……

而耕铭，就是这最后一类人。

再反观我们：

那份"唯恐暴露才华不足的卑怯和畏惧"，那种"厌恶刻苦钻研的惰怠"，又毁了多少本该如耕铭般"婆娑起舞"的人呢？

口口声声说着"初心不负"的我们，不知负了多少人的心。

奔走呼告着的"努力学习"却成了考试周后的笑谈……

不仅仅是这部书的成果，耕铭的努力、耕铭的破执、耕铭的不忘初心以及耕铭临床上的成就更值得我们再三深思。

"忽然撞着来时路，始信平生被眼瞒"，而今迈步从头越，为时未晚！

（山东中医药大学 2016 级中八二班　徐铭真）

● 世上本来没有路，
走着走着，遇见同路

　　高考填报志愿后，本想学好中医光宗耀祖。算一算本科 5 年加上规培 3 年，走上行医的"不归路"，至少需要 8 年的时间。待工作稳定，能开始自力更生大概又要等五六年的时间。这 10 多年过去还没等挣钱，却已经啃了 10 多年的老，这让我一个农村的孩子还没有开始工作，就已经产生了无形的顾虑——难道，要干中医，真的得走这样的路吗？

　　耕铭是我学医路上的第一位老师，也是我人生路上第一位真正意义上的导师，恕我愚钝，实在找不出什么高深优美的词去形容他。他绝对不是一个凡人，什么都能看透深入，但又有勇气随时出离放下，在他身边，你作为朋友的身份已经被他升华到"心如止水"的超高境界了。

　　耕铭的身份太多太多，这里仅从伤寒学者谈起。坐下来一天只吃一顿饭，就可以洋洋洒洒地敲出几万字的伤寒串解；站起来不喝水不上厕所，就能侃侃而谈地撑起4个小时的伤寒讲座（从大一到现在，耕铭在学校里已经举办了14场讲座，每次讲座之前，耕铭都会空腹，有时也仅仅喝一碗粥，这样可以避免过多的气血调注于消化系统，从而保证大脑的高效思考）；随手一翻就可以将《伤寒论》的条文与当下临床对接，而他手里的那本《伤寒论》也不知道被翻烂了多少页。看似轻松的背后，实际上是对伤寒学付出的必然结果。

跟耕铭接触时间长了，你会发现他的生活很单调乏味，甚至有些古怪。但细细一想，也只有"行家"才能真正看出其中的乐趣。举一个例子，大二上学期的寒假里，耕铭对于《康治本伤寒论》的训诂与条文顺序研究是在自家厕所里进行的——他每天起床的第一件事就是在10分钟解大手的时间里高效地思考一遍只有4150字的《康治本伤寒论》。也只有这样的人，不受时间与空间的拘束，能真正地与仲景对话。

就是这样一个连上厕所都要带《伤寒论》、吃饭都要看《伤寒论》、走路都要听《伤寒论》、睡觉都能在梦里解《伤寒论》的人，用了不到2年的时间，却活出了别人20年才能活出的高度，他向中医学子们证明了学医的另一种境界——脱离乌托邦论依附式的形式主义色彩，充分发挥大学生应有的主观能动性。

很多人在议论他对中医的天赋的同时，却忽视了他为中医所付出的心血。真正接触他的人都知道，一个21岁的年轻人为自己的中医梦背负了太多压力，换作是大多数人，不是为此放弃就是为此而绝望，做一个仲景式的中医大家太难了！一个人就算是悟性再高，不为之付出努力也是白费。所谓的灵感乍现，只不过是长期持续深入思考的结果。耕铭，就是这样一位将自己的学医历程无私奉献出来的人，而这段历程也被深深地埋藏在《伤寒耕读录》的字里行间。

解《伤寒》的注家千千万万，每一家都有自己不同的见解，每一本书在不同的阶段阅读也会有不同的感悟。《伤寒耕读录》带给我们思维的启发远高于其中的"干货"，这便是耕铭演绎这部书真正的立足点与着眼点。这部书虽是课堂实录，体系结构的连贯性或许没有那么明晰，初学者肯定会有很多不能理解的地方，但只要用心去思考《伤寒论》，跟着耕铭的引导，就一定能够达到柯韵伯所谓"仲景之道，至平至易；仲景之门，人人可入"的中医境界。

写到这里，猛然想起了初中课本里鲁迅的一句话——这世上本来没有路，走的人多了，也便成了路……

中医之路亦复如是，庆幸的是，我在这条路上遇到了耕铭。

（山东中医药大学 2016 级中五三班　王若安）

● 一路耕耘，一路铭记

　　在我还没有加入全科班的时候，就已经在同师哥师姐"严肃"的聊天中听闻了极为厉害的一号人物，他叫张耕铭，是一个不同于传统意义上的好学生，同时也是令人心生敬畏的大二师哥。

　　"在这个大学，你完全可以追求学到一身真正能够治病救人的医术而丝毫不在乎成绩与名利，就像张耕铭那样。"开学之初，16级团支书郭子正师哥对我敲下的文字就像是一颗潜力巨大的种子，深深埋藏在我的心里，半年后才从寂静中苏醒并以惊人的能量生长着。

　　我从来没有停止过对耕铭师哥的默默关注，不管是他在"伤寒求真群"当群主时的发言，还是他早期在《齐鲁杏苑》的周课，都被我小心翼翼地研究过。愚笨的我混迹在一群跟风学习的学生中体会着那种越发明显的距离感，也渐渐相信了师哥师姐中流传的那句话："张耕铭这种天才，咱们山中医10年能遇到一个就不错了，我们达不到他的程度实属正常。"

只能远远地望着他的沉寂结束于我的完美主义工作狂特质。当时我只是微言大医的一个小文编，唯一的优点就是热情，想尽办法征集已经在公众号司空见惯的"心情随笔"，却机缘之下把稿子要到了耕铭师哥那里！真的要好好感谢图书馆里坐在耕铭师哥身边自习时被QQ要稿子的思仪同学了，本来只是一句让师哥代写稿子的玩笑话，却被随笔无数又大方分享的耕铭欣然答应。从天而降的机会，让我从宿舍风风火火地赶到图书馆和他以工作的名义第一次见面与交流……在偶像作用和工作热情双重的催化下，我把自己的分内事升华到了开设新栏目，新栏目推送的内容其实就是这部书的前身。后来我回忆这段过往的时候突然发觉，我在微言大医领导地位的逐步奠定和耕铭师哥不无关系，耕铭师哥和我也是由于微言大医的工作缘故日渐熟识。何其有幸，让我成为他和微言大医的桥梁啊！

崇拜归崇拜，其实我有一段日子，是对耕铭师哥的理论表示怀疑的。"耕铭师哥的东西听听就好，咱们能力不足接受不了就不要试图学他的了。"师哥师姐研究《伤寒》可谓百家争鸣的时期，耕铭师哥的理论给人一种大刀阔斧、快刀斩乱麻的感觉，和当时字字推敲、句句落实的学究气以及教材与老师引领下的常规思路理解的经典明显不是一个路子。学了他的好像就等于放弃自己原本学过的。多数人都不愿意在一个大二学生身上打这种赌，也在不经意间向同辈们散播着这种实质上是畏难和逃避的思想，当然，也不能排除同行们嫉妒与排挤的心理。耕铭师哥心里也明白——枪打出头鸟，所以行事一向低调，很少出现在实训室这些公共场合，以至于我们周围有很多人连耕铭师哥的真容都没看到过。

有很多人都觉得中医流派不能混着学，为此总是好心叮嘱师弟师妹生怕他们学乱学混。但是我发现耕铭师哥他看书从来不挑，啥事儿都敢揉在一起，当然也只有他这样跳跃又灵动的思维才能把两件看似八竿子打不着的事物或者理论秒速结合在一起，比如中医和西医术语混用的行为常常快到让我崩溃。说到《伤寒论》的版本，我的印象里当时校内大众都认准了宋本《伤寒论》，似乎只有他一个人拼命说康治本《伤寒论》的好话，而且和校外人士在这方面聊得很投机。几乎每一位同学都是按着学校的规矩有顺序地学，病理和针灸都放在了大三，但是他，也没有师父带着，大一就自学了针灸，大二就张口闭口生理、病理，这种无师自通的底气让人忍不住多留个心眼儿听他讲话。在日本汉方医家常常会被校内权威公然吐槽的时候，也好像只有他抱着《皇汉医学》埋头苦学……我觉得他就是个怪人，怎么非要和世人反着来？我虽然敬佩他，可我就是懦弱地没有信任他的勇气，直到他的学术体系和临床疗效彻底征服了我。

人总是因为在安全区挣扎不出来了才会想着改变，寻医问药如此，学习也如此。感觉耕铭师哥无论如何也不会陷入茫然。我不明白他一个人挣扎在未知的孤独无力中的时刻是如何度过的，也不明白坚持在实践中验证体系的他又是如何一次次拾起信心重整旗鼓的。我唯一知道的是，他的成功也好，失败也罢，离不开一步一个脚印的聚沙成塔、大浪淘沙。还原那些思维成果的细节，你看到的会是一个活生生的耕铭留下的串串坚定、踏实却又沉重的脚印。错与对交给时间来证明就好，学医但求一份安心。耕铭师哥的理论体系没有长久的心力与投入、没有屡次的失败与顿悟是无法凭空产生的！这个理由已经足以让我信任他了。

人不能因为自己走得慢看不到全貌就去否定已经被遥遥领先的人证实到的样子。耕铭师哥是真正的劳碌操心命与完美主义工作狂，他的这种状态不是一般人轻易能达到的，但是他的学习方式和态度却应该是每个对知与行有追求的人最值得尊敬的，他的学习成果就是任何一个普通大众都能感受到的实实在在的有效。"就怕比你聪明的人比你还要努力"，说的不就是这一种情况么？大二的我，作为微言大医的主编，一直努力给师弟师妹们表达这样的观点：不要神化耕铭师哥，他就是个普通的师哥，他能做到的，如他所言，我们每个人都能做到，只不过人家的发心更纯、执行力更高罢了。

最后我想从疾病认识与治疗方案两个大角度来谈谈耕铭师哥学术思想上的特点：

首先是对疾病的认识，耕铭的论述会有一种浓郁的中西医结合气息，不管是在症状表现的角度还是在病机原理的角度，都得需要中西医知识共同具备才能消化下来，这是他的特色也是他的优势。因为他的这种结合，不是表面上的罗列，而是逻辑上的融会贯通。

具体到他的治疗方案，那才是最能彰显中医中药威力的。在他的"规范化诊疗"体系下，治疗思路原则会很讲究，比如把阴证治成阳证，癌前病变的提前介入，糖尿病、粥样硬化、肿瘤的"三权分立"方案，汉方腹诊与自创六经病理体质系数的引入，大方向明确的同时还有树状图似的精细划分，六经病的转归预测……用药上更为讲究，像化学基团一样的"药基"既方便理解又方便应用，药物的质量与剂型精上加精，从产地开始保证药效的最优……

　　2019 年农历年年前放心地把两位慢性病亲人托付到耕铭师哥的手中。依赖西药近 20 年的姥姥在耕铭师哥的治疗下喝了 3 天中药，血压就从 103/180mmHg 降到了 80/140mmHg（耕铭师哥治疗期间果断停用西药片，也就是所谓的纯中药治疗，药典上认为高血压的患者当禁用或慎用柴胡、麻黄，奇怪的是姥姥的药里柴胡和麻黄用量还不少）。慢阻肺的姥爷晚了两天喝药，喝了 1 天就反馈说，夜里的小便次数少了（之前他吃利尿消肿的药，夜里得起来好几次）。包括我们微言大医小干事王金莲患有糖尿病的父亲，耕铭师哥用了 1 周就将其餐后血糖从 21.9mmol 降到了 10mmol，不仅如此，其父夜间虚汗和无力感也明显减轻了，干活也比之前有力气了。亲身体会到耕铭师哥臻心仁术的我（不得不说，耕铭师哥送的病历小本的确很精美），愈加坚定了追随他脚步的信念。

　　感谢微言大医让我得以结识耕铭，在医路上，就此书结下的善缘，我会和他的追随者们一起，一路耕耘着，铭记着……

（山东中医药大学"微言大医"主编　王利宁）

始于伤寒，终于伤寒：
《伤寒论》临床与理论能力综合测评

答题时间：5个小时；满分：560分；及格线：336分；命题人：张耕铭。

注：为了保证试题的高度灵活性与整合性，此次测评没有绝对答案，也不给标准答案，让学生们自己去创造与思考，通过试题将自己心中的《伤寒论》串起来。

基础理论（共90分）

1. 试从病理次第与阴阳属性两个方面探讨六经的本质。（18分）

2. 试述六经与身、心、灵三个生命相面的关系。（12分）

3. 试述《内经》中"天运当以日光明"的临床启迪意义。（6分）

4. 试述《内经》中"心部于表，肾治于里"的临床启迪意义。（12分）

5. 试述"君火"与"相火"之间的辩证关系。（6分）

6. 谈谈你对于中医先后天的理解。（6分）

7. 试述"升降出入"与六经转归之间的关系。（6分）

8. 试述"奇恒之府"以通为用的临床意义。（6分）

9. 谈谈你对于《伤寒论》"难治、不治、死"的理解。（6分）

10. 试述《伤寒论》六经辨证与温病卫气营血辨证之间的关系。

二者之间的根本区别是什么？（12分）

临床诊断（共150分）

1. 什么是瞑眩反应？意义是什么？（12分）

2. 谈谈你对于《伤寒论》中"烦"的理解。（12分）

3. 试述口腔咽喉诊断的病理意义与临床导向。（6分）

4. 如何大体把握患者当下"开阖枢"的异常状态？（9分）

5. 试结合伏邪诊疗理念谈谈患者的预后及转归的"暗线索"。（15分）

6. 试述厥阴病与DIC之间的关系。（12分）

7. 试述少阴病与休克之间的关系。（12分）

8. 什么是焦膜病？临床诊疗的特点是什么？（15分）

9. 结合具体案例，试阐述西医诊断与中医治疗之间的关系。（15分）

10. 试从中医角度概述水电解质紊乱的临床表现及发生机制。（12分）

11. 《内经》中的"心系"具体指代什么？试简述"心系"的临床分类诊断与六经归位。（12分）

12. 谈谈你对于"六经皆有表证、里证、伤寒、中风、虚证、实证、急性病、慢性病""厥阴之中复有三阳三阴"的看法，并试举《伤寒论》原文分析之。（18分）

方药运用（共150分）

1. 试总结《伤寒论》中芍药的作用。（15分）

2. 试总结《伤寒论》中茯苓的配伍形式。（15分）

3. 试总结《伤寒论》中生石膏的配伍形式。（12分）

4. 试述半夏在《伤寒论》六经中的特殊地位。（12分）

5. 试述《伤寒论》方药构筑与甘草之间的关系。（15分）

6. 试述三阴病中应用附子的要点。（12分）

7. 试述桂枝汤在表证中的意义。（12分）

8. 《伤寒论》中为何未具体涉及黄芪的运用？（12分）

9. 你对肉桂与碧螺春同泡代茶有什么看法？（9分）

10. 试从微循环角度论述《伤寒论》古方在人体中的运作程式（任举一方）。（12分）

11. 试论述方剂的"隐效性"与"显效性"之间的辩证关系。（9分）

12. 试总结药物的煎煮方法与服药的注意事项。（15分）

思考与创新（共60分）

1. 思考六经微观与宏观、具象与抽象的临床应用导向。（15分）

2. 试分析《伤寒论》中"暗示性"与"象征性"的文学表现特色。（12分）

3. 尝试探讨与思考治疗过程中的"暴力美学"。（12分）

4. 尝试探讨与思考《逍遥游》中"鲲"和"鹏"与六经转归之间的潜隐性关系。（9分）

5. 谈谈你对于《周易》中的"否"卦与疾病产生发展变化关系的理解。（12分）

中医素养（共 36 分）

1. 作为一个中医师，你会赋予临床什么？如何延续你至高无上的生命力？（12 分）

2. 试分析仲景撰写或者口述《伤寒论》的时代压力与精神驱力。（12 分）

3. 永富独啸庵曾说："治疗之道有二端，一曰逐机，一曰持重。"谈谈你对于这句话的理解。（12 分）

临证能力（共 74 分）

1. 请仔细阅读下列病例，分析并回答问题：

患者，胡某，女，16 个月大，因咳嗽半月，皮疹 1 周，发热 4 天入院。

目前诊断：①急性支气管肺炎；②败血症；③药疹；④ Steven-Johnson 综合征？⑤肝功能损害；⑥心肌损害；⑦凝血功能异常；⑧颅内感染。（体表征象扫码看图 5）

图 5　患儿
体表征象

目前的病情及可能的变化：

患儿精神状态差，全身感染重，感染有迅速扩散的可能。可能会出现感染性休克、噬血细胞综合征、呼吸衰竭，心力衰竭、心源性猝死、多器官功能衰竭等并发症，随时会危及生命。

患儿有肝功能损害及心肌损害，病情进展可能会出现肝衰竭、心功能衰竭等情况。

患儿凝血功能差，多次输注血浆后改善不明显，随时可能出现全身多脏器出血、严重颅内出血、出血性休克等情况。严重时可能危及生命。

　　患儿目前诊断不明确，全身皮肤干燥，可能出现皮肤破损加重感染等情况。病情危重，有随时转监护室治疗的可能。患儿存在肺部感染，可能会出现继发新的感染等情况。

　　患儿病情危重，住院时间长，可能出现支付高额的医疗费用而出现治疗失败的情形。由于患儿病情非常危重，建议转监护室继续治疗，患儿同时存在各种均能危及生命的疾病，预计治疗结果不佳，我们将秉承良好的医德医风，尽最大的努力救治患儿，家属有权选择继续在我院治疗或要求更好的医疗环境，特将可能发生的情况告知家长。

　　①试论述败血症的临床特点。（提示：可从热型、中毒症状与中毒性病变、迁徙性病变、进行性贫血四个方面进行详细论述）（12分）

　　②尝试对患儿进行诊断分析与六经归位。（不需参照舌象、脉象，结合《伤寒论》原文分析）（18分）

　　③试总结核心治法，处予代表方药（要求明晰剂量，允许合方，注明药物考制，详细论述药物煎服法与给药方法）。（20分）

　　④试结合六经传变规律推断患儿预后、转归并给出进一步处理方案（要求客观全面）。（24分）

后　记

　　这部医录的前身（即《伤寒亦婆婆》）是由无数个心血来潮的日夜交织而成的。记得有位老师在看完我的初稿后对我说："这如果是学生整理的老师的讲座我是相信的。如果是一个大二学生自己讲的，我是无论如何不会相信的。没有大量的临床是讲不出这些东西的！如果真是学生，要么是博士生，要么是带艺投师。讲得比有些正规老师讲得好多了。严重看好！"

　　从一开始的授课到后期的整理，似乎都是在毫无准备与规划的情况下进行的，除却大量读书与大量义诊的时间，加上我本身还要完成大学规定的许多课程，留下来用心整理自己东西的时间寥寥无几。因为这部厚重的医录，我的大学生活似乎每天都是夙兴夜寐，争分夺秒，即便知道熬夜的坏处，可还是躺在床上利用深夜的时间把当天没有整理完的医案和便签一个字一个字地在手机上敲出来。我曾跟同学半开玩笑说：我是把一天当成两天过，每天都是在和生命赛跑。

　　说说我的学医历程吧。我没有拜过师，也没有任何学术背景，上大学之前也从未学过中医，能利用的只有书籍，它是我灵感的全部。每天风雨无阻地上自习，就是我的大学生活。在这个学期之前恐怕连我们班的同学也没有几个认识我的，一个人独处惯了，更喜欢把时间分配给书籍……因为我欣赏电影《霸王别姬》里的那句话——人啊，得自个儿成全自个儿。

不知道用了多少时间讲了多少次《伤寒论》了，只记得一堂课来的人最多也超不过 40 个，最少的时候也就零星几个，自己的激情和大愿也渐渐被时间和红尘的喧嚣湮没了……幸亏有了王若安，我无意地一说，他便把我每次扁鹊班授课都完整地录了下来，更让我感动的是，他又在手机的便签里一个字一个字地把录音整理成了文字稿！要是没有他，恐怕这部医录依然还是个"Ø"啊。加之家人的支持与朋友们的鼓励，还有张钢钢编辑、王诗源院长、罗海鹰编辑、张硕导员等的大力提携与帮助，这全都是这部医录得以成书的必不可少的因缘。于我而言，要想成就一件真正称心的事情，"天时""地利""人和"是必不可少的，我一直相信，这绝非偶然，而是必然。

为什么想要整理这部医录呢？借用道友的话，就是"寓学于讲、以讲促学"，"讲解"倒逼"精研"，对于我和其他同道，都会或多或少有所启发。另外，生活的意义在于记录，更何况是大学的学医生活。人间无常，世事无常，不知道以后我会怎样，或许不会是一个医生，可那又何妨？姑且把这个过程记录下来，留个纪念，省的以后"此情可待成追忆，只是当时已惘然"罢。此外，耕铭想把用心整理的医录送给一些特殊的人。是他们，让我变得更加成熟与隐忍。当然，我最想把它奉献给真正懂它的人。

在《伤寒亦婆娑》的整理接近尾声的时候恰逢国产电影《我不是药神》的上映。大学同学力荐我去看看，但当我真正一个人静下心来把电影从头到尾看过之后，内心却有点儿失落。正如唐略在其公众号里所说：如果我们冷静下来仔细想想，任何疾病，都是有原因的。发病之后，又是有过程的，在不同的阶段治法不同。如果一门医学，不告诉你疾病的来龙去脉，只是简单、粗暴、直接地告诉你吃什么药就行，这看似不费脑筋的答案，何尝不是将自己的生命系之于药商之手，任其漫天要价，敲骨吸髓……另外，我们失去了传统，失去了祖宗的遗产，也就只能跪求他人了。现在，很多人动不动就说中国落后于国外多少年，其实落后的是心态，而非时间。你没有自己的东西，只知道在别人划定的圈子里，跪着仰面求人，是永远不可能超越别人的。这一次要站起来，要更加任重道远。还好，这样的电影允许播放了，说明，国人已渐醒。没有神药，也没有药神！

中医品牌不是虚的，而是靠我们新一代中医人实打实地干出来的。可反观当下，即便是一个中医大夫，抑或一个中医院校的学生，甚至可以往大了说是一群未来中国发展的承载者与接班人，我却很少看到真正的精气神，更多的却是"四体不勤""头脑简单"的低迷后生，连最基本的感冒都治得稀里糊涂，一个学期真正学习中医也只有考试周前"战战兢兢"地捧着考试重点稀里糊涂地乱背一通，一个个"惟吾德馨"的宿舍弥漫着"游戏"人生、造作享乐的气息，更有甚者在自己家人出现重大疾病而住院时却表现得毫不在乎。这不仅是现实，更是萦绕在我心头的"白色恐怖"。究其原因，我敢断言，这不是中医本身的问题，更不是自己学不明白的问题，而是这些人活得没有担当，没有责任！这样不明不白地活下去，有什么意义和价值？这样的人以后随着大流应付着制度进了临床，你敢让他治病？如此下去，我真的不想再多说些什么……

不禁回想起20世纪处于少阳正邪交争剧烈的世界反法西斯战争时期，那注定是一个盛产传奇的时代。反观当下，阴阳怪气、是非颠倒、自私自利……暗想这个逐渐并入三阴的时代只会越来越禁锢狭隘，或许也正应了电影《浪潮》里的那句话——你离纳粹只有5天！

这就是为什么我要学中医，而且要彻彻底底、明明白白地学好它，哪怕耗尽再多的心血与精力也要把它发扬出去的理由。作为一个秉持天地良心的中医人，还医于民，这是真谛；教会人们自救，这是根本！真正穷尽中医学，不再俗里俗套地流散无穷，而是真正从客观实效性上实现高精准、高质量的汇通整合，把它作为一门基本的生活技能原原本本地普及给大众，真正提高每个人的生活质量。换句话说，医生仅仅是自己渡人的一种工具，透过它，我想让更多人去穷尽活着的感觉，让更多的人去追寻属于自己的幸福……这于我而言，无论折耗多少心力，都无怨无悔。

当整理完这部医录的时候，也注定我的心血即将成为历史。希望你们喜欢，不仅仅是《伤寒论》本身，更是它那鲜活灵动的思想。我学习《伤寒论》，本身就是出于一种对于思考方式的重新探求与尝试的目的，因为它是一门理论与实践完美结合的整合学派。慢慢放下《伤寒论》这本陪我"征战沙场"的"老朋友"，到最后一次合上，它已经被我翻了不下百遍了……有人说我是"40岁的壳子，60岁的灵魂"，但别忘了我还有20岁的热情——临床永远鲜活灵动，治病永远当仁不让！俗话说得好："年轻戏子老郎中"，生命力是靠实打实延续下来的。相比之下，生命的宽度也远远重要于生命的长度。写到这里，这部书也已经接近尾声了，希望对你们有用，耕铭也要继续自己不同寻常的路了……

耕铭·放笔·走心

有孤独摧毁，
有时光陨落，
有灵魂升腾，
有化身般若。
——张耕铭